El magnesio, clave para la salud

ANA MARÍA LAJUSTICIA BERGASA

El magnesio, clave para la salud

La importancia de este elemento y los problemas que causa su deficiencia

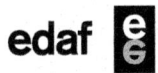

www.edaf.net
MADRID - MÉXICO - BUENOS AIRES - SANTIAGO
2024

© 2001. Ana María Lajusticia Bergasa
© 2011. De esta edición, Editorial EDAF, S. L. U.

Editorial EDAF, S. L. U.
Jorge Juan, 68. 28009 Madrid
http://www.edaf.net
edaf@edaf.net

Algaba Ediciones, S.A. de C.V.
Calle, 21, Poniente 3323, Colonia Belisario Domínguez
Puebla, 72180, México. Tfno.: 52 22 22 11 13 87
jaime.breton@edaf.com.mx

Edaf del Plata, S.A.
Chile, 2222
1227 - Buenos Aires, Argentina
edafdelplata@gmail.com
fernando.barredo@edaf.com.mx

Edaf Chile, S.A.
Huérfanos 1178, Oficina 501
Santiago - Chile
comercialedafchile@edafchile.cl

Queda prohibida, salvo excepción prevista en la ley, cualquier forma de reproducción, distribución, comunicación pública y transformación de esta obra sin contar con la autorización de los titulares de propiedad intelectual. La infracción de los derechos mencionados puede ser constitutiva de delito contra la propiedad intelectual (art. 270 y siguientes del Código Penal). El Centro Español de Derechos Reprográficos (CEDRO) vela por el respeto de los citados derechos.

18.ª reimpresión, diciembre 2024

ISBN: 978-84-414-2703-7
Depósito legal: M. 28.143-2012

IMPRESO EN ESPAÑA   PRINTED IN SPAIN
Impreso por Service Point

Índice

	Págs.
Introducción	11
El magnesio en el organismo humano	13
Magnesio y artrosis	25
El magnesio en las rocas y en suelos de labor	37
La corteza terrestre: clases de rocas	41
Clasificación de las rocas según su origen	53
Rocas sedimentarias	59
Rocas metamórficas	61
Suelos de labor ricos en magnesio	63
Otras causas de la disminución de la cantidad de magnesio en la dieta moderna	69
Equilibrio entre el magnesio del suelo y el de los seres vivos. Desequilibrio introducido en este siglo por el hombre	71
Papel del magnesio en los seres vivos	75

Síntesis proteica	79
Cantidades de magnesio en el cuerpo humano y reparto del mismo	85
Actividad fisiológica del ion magnesio	87
Magnesio y calcio	89
Magnesio y potasio	91
Embarazo	93
Manifestaciones del déficit de magnesio en los niños	95
Magnesio y riñón. Sobrecarga de magnesio	97
Alimentos ricos en magnesio	99
Tratamiento oral con magnesio	101
Baños de sal marina	103
Magnesio y artrosis	105
Magnesio y arteriosclerosis	117
Magnesio y sistema cardiovascular	123
Magnesio e hipertensión arterial	125
Magnesio y trombosis	127
Magnesio y espasmos coronario y cerebral. Infarto y ataques cerebrales	129
Magnesio y diabetes	131
Magnesio y litiasis renal	135
Magnesio y diuréticos	139
Sistema digestivo y déficit magnésico	141
Déficit magnésico y vulnerabilidad frente a las infecciones	143
El magnesio y la mujer	145
Magnesio y alergia	149

ÍNDICE

Magnesio y cáncer 151
Factores que pueden desencadenar mutaciones en el ADN .. 169
Factores que influyen en la estabilidad del ADN 171
Formación de células mutantes 173
Magnesio, tumores y verrugas 187
Magnesio y próstata 189
Magnesio y cistitis 191
Magnesio y animales de granja 193
Errores aceptados corrientemente en relación con el magnesio 195
Resumen de los síntomas del déficit magnésico 201
Déficit magnésico secundario 205
Química del magnesio 207
Apéndice. Vademécum de productos de Ana María Lajusticia 215

Introducción

En ciertos pasajes, este libro se hace reiterativo; no es que haya «salido» así, sino que yo he insistido, conscientemente, en los temas que a lo largo de mi trabajo he visto que resultan más oscuros o que originan más dudas. A las personas que les basta leer un escrito una vez para tener una idea clara del mismo, les pido disculpas, ya que las repeticiones las he hecho en beneficio de aquellos que, como yo, necesitamos insistir y «machacar» en lo que intentamos aprender. Indudablemente, el estilo literario —que tampoco es mi fuerte— se resiente de la repetición de algunos conceptos, pero es que, dada la novedad del tema para muchos, hago la exposición en plan profesor, procurando aclarar dudas en lugar de tratar el asunto en plan escritor.

En consecuencia, pido disculpas a aquellos que por sus conocimientos o facilidad de comprensión encuentren que me repito en algunas partes.

Gracias.

El magnesio en el organismo humano

A medida que avanzan los estudios de bioquímica y biología molecular, hemos ido conociendo el papel que juega este elemento en nuestro cuerpo, y lo voy a exponer a continuación.

- El magnesio interviene en el funcionamiento del sistema nervioso.

  — En la formación de neurotransmisores y neuromoduladores.
  — En el restablecimiento del potencial de membrana cuando después de la sinapsis o conexión de las neuronas, estas se despolarizan eléctricamente.
  — En el mantenimiento del potencial de acción.

Como nuestro equilibrio mental está en función de que la química del cerebro sea la correcta y, sin magnesio en la cantidad adecuada, no podemos fabricar los neurotransmisores que necesitamos para un funcionamiento óptimo, su deficiencia es una de las causas de que haya tanto estrés no compensado, que se traduce en desasosiego, malestar, nervios mal contenidos e incluso en una ansiedad casi constante; también irritabilidad, miedo sin fundamento, fobias, como temor a estar en lugares cerrados o, por el contrario, agorafobia, que es un malestar producido al encontrarse con la gente o estar en lugares abiertos.

La falta de magnesio puede producir temblores alrededor de los ojos con sensación de un párpado que baila. Hormigueo alrededor de la boca. Se acentúan los «tics» o aparecen otros nuevos. Se duerme mal, despertándose de madrugada casi a diario. Se sueña mucho o, en ocasiones, la persona se despierta con la sensación de que está cayendo, con el sobresalto correspondiente; también se dan patadas o se estiran los brazos.

Se puede tener una sensación de opresión en el pecho o de «bola en la garganta», y también arritmias y taquicardias que conducen al que las padece a una ansiedad mayor y a una tristeza que no tiene consuelo, porque cuando la persona afectada de estos trastornos en el funcionamiento del corazón acude a que le hagan un electrocardiograma, no se encuentra la razón de sus problemas y se le dice que son taquicardias «nerviosas».

Como los espasmos también pueden afectar a las túnicas musculares de las arterias, en muchas ocasiones, precediendo a las arritmias, se sienten puntos torácicos dolorosos como si apareciera una angina de pecho, que se suma a los otros problemas. El paciente acude al médico deseoso de que le diagnostiquen la enfermedad que lo atormenta y vuelve a casa decepcionado y triste porque no le encuentran nada que justifique su malestar, sino solo sus «nervios».

A la vez, los familiares y amigos empiezan a tacharlo de hipocondriaco y, en cierto modo, le dan a entender que él tiene la culpa de sus males porque «se escucha demasiado», y se le dice: «Tienes que ayudarte tú mismo, porque ya ves como el médico no te encuentra nada».

Con todo esto, la vida de la persona con *espasmofilia*, que es nombre científico de estos procesos, se vuelve difícil tanto en el trabajo como en las relaciones con su familia, que empiezan a dejarlo a un lado porque «se ha vuelto intratable», y en parte también porque a él mismo no le apetece encontrarse entre la gente porque no sabe cuándo va a empezar a sentirse mal.

Íntimamente relacionados con estos procesos aparecen otros síntomas, ya que:

- **El magnesio interviene en la relajación muscular.**

En consecuencia, su deficiencia ocasiona calambres en las piernas, pies o muslos y todo tipo de contracturas en el cuello, espalda y músculos respiratorios, que producen dolores y rigidez, y también se traducen en una sensación de opresión en el pecho y una dificultad para la entrada del aire en los pulmones, que se intenta solucionar con inspiraciones voluntarias, que en las mujeres parecen suspiros.

Si los espasmos afectan al diafragma, se tiene hipo; otras veces se bosteza mucho, y cuando afectan principalmente al intestino, tenemos el colon irritable y el proceso de la evacuación diaria puede ir desde un estreñimiento que conduce a la formación de unas heces parecidas a las de cabra, a pasar unos días tan suelta que los residuos parecen de diarrea.

En ocasiones, las contracturas afectan al colédoco y a la vesícula biliar o a las cuerdas vocales, y se tiene la sensación de que falta la voz o, repito, la de tener una «bola en la garganta», o las imágenes se mueven al leer, con la apariencia de que las letras suben y bajan en el papel, o que los edificios se tambalean ligeramente, como consecuencia de los espasmos de los músculos que controlan el cristalino. Es lo que los médicos franceses llaman «flou visual».

A veces los espasmos afectan a prácticamente todo el cuerpo y se manifiestan como una epilepsia con pérdida del conocimiento pero sin mordeduras en la lengua; tampoco hay escape de orina como en esa enfermedad. Son personas que, en ocasiones, también se marean en la iglesia o tienen lipotimias en ciertas circunstancias.

La deficiencia de magnesio y relacionado también con la espasmofilia puede ocasionar zumbidos en los oídos, temblores en las manos o en cualquier otra parte del cuerpo, vértigos o inseguridad al caminar, dolores en la columna vertebral, dedos blancos y, sobre todo, *cansancio*, un cansancio que no se entiende a qué es debido; es muy frecuente despertarse de ese modo, y he oído muchas veces la frase: «es que me levanto más cansado que me acuesto». En otras ocasiones, haciendo una vida normal, casi de repente se llega a un agotamiento físico y mental, que es como un anonadamiento de la persona, en el que parece que se va la vida, y cuando se sale de lo que parece ser el fondo de un pozo, suelen surgir taquicardias, extrasístoles o se ven luces al cerrar los ojos.

Y siendo tan importante la función del magnesio en relación con el sistema nervioso y con el muscular, como he explicado, junto con los síntomas que más corrientemente encontramos, aún no hemos acabado, puesto que:

- **El magnesio interviene en la formación de todas las proteínas del cuerpo humano.**

¿Qué son las proteínas?

— Cadenas de aminoácidos.

¿Y cuáles son las proteínas de nuestro organismo?

— Todos los enzimas, como los antiguamente llamados «fermentos digestivos». Es decir, la pepsina, tripsina, erepsina, lipasa, amilasa, lactasa, sacarasa y maltasa, que son las moléculas gracias a las cuales hacemos la digestión de los alimentos. Y es que los enzimas son moléculas capaces de aumentar mucho la velocidad de reacciones químicas específicas. Cada enzima solo cataliza una reacción determinada, y en la actualidad se conocen más de mil enzimas.

— También son proteínas los anticuerpos, es decir, las moléculas que neutralizan las toxinas de los virus o bacterias que provocan enfermedades. Asimismo, los glóbulos blancos, que son nuestra defensa contra esos virus y bacterias, y los glóbulos rojos, plaquetas y muchas proteínas que lleva la sangre, alguna de las cuales, junto con el sodio, regulan la tensión arterial.

— Son proteínas ciertos neurotransmisores que actúan como neurorreguladores, también llamados neuropéptidos, ya que en química se llama péptido a una proteína de cadena corta (corrientemente a las que tienen entre 12 y 60 aminoácidos).

— Y son proteínas *todos* los tejidos del cuerpo humano, tales como los músculos, los vasos sanguíneos, los cartílagos, tendones, materia orgánica de los huesos, etc.

En la actualidad conocemos la composición en aminoácidos de bastantes proteínas y es interesante saber que la más abundante en nuestro organismo es el *colágeno*, que constituye cerca del 40% de todas las proteínas del mismo, formando fundamentalmente tejidos conectivos como cartílagos y tendones y también la matriz orgánica de nuestro tejido de sostén que son los huesos.

Considero que es importante tener una idea lo más clara posible de la constitución y funcionamiento del cuerpo humano, pues, como es lógico, cuanto mejor funciona la química del mismo, de mejor salud mental y física disfrutamos.

Si tenemos en cuenta que el magnesio interviene en la formación de todas las proteínas, entendemos que las personas con deficiencia del mismo:

— No hacen bien las digestiones, teniendo tendencia a formar gases, tanto en el estómago como en los intestinos.
— Con facilidad padecen infecciones, sean resfriados, cistitis, bronquitis, etc.
— El sistema nervioso no funciona bien: se tiene ansiedad, a veces temores, hay falta de reflejos... Relean lo

que he escrito en relación con el magnesio y estos problemas en la primera parte de este capítulo.

— Y cuando falta magnesio no se regeneran los tejidos en la medida correcta, ocasionándose un desgaste en los cartílagos, un debilitamiento de los tendones y una falta de matriz orgánica en los huesos, que es lo que da lugar a la osteoporosis, ya que si falla la neoformación del colágeno del hueso, como este es el soporte de las sales cálcicas, disminuye la cantidad de materia mineral del mismo. Pero, sobre todo, y estén bien atentos a lo que les digo a continuación: el hueso pierde la flexibilidad que le proporciona el colágeno (que es la gelatina de los huesos cocidos) y, en consecuencia, ese hueso que no puede deformarse porque ha perdido la gelatina, que le daba flexibilidad, al ponernos de pie se rompe el cuello del fémur o con un golpe cualquiera de ellos, sean del brazo, pierna, muñeca, etc.

Y es que en el organismo, con excepción de las neuronas del tejido nervioso, se produce constantemente una destrucción y neoformación del cuerpo humano.

En la resorción se destruyen diariamente 400 gramos de proteínas y desde luego parte de los aminoácidos que se obtienen vuelven a utilizarse de nuevo, sea para cubrir las necesidades del sistema nervioso como la formación de neurotransmisores y neuromoduladores, o en la reparación del desgaste de los tejidos.

Sin embargo, siempre hay una pérdida de estas moléculas, como se ha comprobado alimentando durante unos días sin ninguna proteína en la dieta a voluntarios, y no obstante, en la orina de estas personas siempre aparecía urea, que es el resultado final del catabolismo de los aminoácidos. Esto significa que para encontrarnos en forma mental y físicamente hemos de tomar proteínas a diario.

Pero debo añadir aún más: hay que incluirlas en el desayuno, comida y cena. Y ahora viene la explicación: cuando se marcan aminoácidos con átomos radiactivos, se ha comprobado que, una vez hecha la digestión de las proteínas, los aminoácidos pasan a la sangre, y se ha visto que los que no se han insertado o utilizado en los diferentes tejidos y órganos del cuerpo, al cabo de unas cinco horas el hígado los transforma en urea y el riñón la elimina con la orina.

Este hecho, que se conoció en la década de los ochenta del siglo XX (aunque ya mucho antes sabíamos que el cuerpo humano no dispone de una reserva de aminoácidos o proteínas), significa que para estar en forma debemos tomar, repito, proteínas en las tres comidas principales, siendo de gran importancia las del desayuno, ya que esta toma de alimento sigue al ayuno más largo del día, que es el del descanso nocturno.

Pues bien, todos los compuestos de los seres vivos que se forman a partir de los aminoácidos necesitan magnesio para su metabolismo. ¿Y qué significa esta palabra?

Hay una definición muy fácil de recordar y es: «metabolismo es la química del organismo». Cuando es constructivo, se llama anabolismo, por ejemplo, la formación de tejidos, y si es destructivo, catabolismo, como es el caso de la formación de urea o la combustión de los alimentos energéticos.

La concentración de ion Mg^{++} en la sangre debe ser de 2,4 mg/100 cc, y los límites son muy cercanos a la cantidad ideal y van de 2,2 a 2,6 mg/100 cc, a pesar de lo que equivocadamente suele leerse. Considero interesante reseñar esto porque:

- **El déficit de magnesio influye en la formación de cristales de oxalato cálcico en los riñones.**

Tanto in vitro, o sea, en el laboratorio, como en vivo, se ha comprobado que la presencia de una cierta concentración de magnesio inhibe la precipitación de oxalatos y no solo eso, sino que la administración de sales de magnesio, en ciertos casos, consigue que se disuelvan piedras ya formadas; cuando los cálculos son coraliformes, a veces se rompen ramas de la concreción inicial y se puede sufrir un «ataque de piedra», precisamente porque ha empezado a disolverse el acúmulo renal. Estos estudios se llevaron a cabo incialmente en el Hospital Cochin de París por J. Thomas, E. Thomas, P. Desquez y A. Monsaingeon en la clínica urológica del Hospital Cochin.

Posteriormente, tanto en el III Simposio Internacional sobre el magnesio, celebrado en 1981 en Baden-Baden, como en el suplemento 661 del *Acta Médica Escandinava*, también del mismo año, pueden encontrar varios trabajos en los que se recomienda dar un suplemento de 300 a 360 mg/día de ion Mg^{++}, cantidad coincidente con la que recomiendan los médicos franceses cuando hay litiasis renal por cálculos de oxalato.

Pues bien, de todo lo que acabamos de comentar, hasta entrados los años setenta no teníamos la menor idea los químicos, y lo triste es que en el momento actual, en pleno siglo XXI, todavía hay muchos médicos a los que no se les ha explicado con claridad todos estos datos. Y háganme caso, retomen otra vez el capítulo y apréndanselo, pues esto que es ciencia se entiende con facilidad y les puede ayudar a mantenerse en forma, insisto, mental y físicamente.

Magnesio y artrosis

El magnesio en la síntesis del colágeno y otras proteínas

Tenía treinta y un años, había nacido ya mi cuarto hijo y estábamos veraneando junto al mar. La sensación de pesadez que siempre tenía en la región lumbar se había hecho insoportable; no aguantaba estar sentada en la playa y tampoco podía estar en la arena echada bocabajo. Me dolía la pierna derecha y pensaba que debía tener algo en los riñones.

Me dirigí en Barcelona al médico considerado en su época como el mejor internista de la ciudad, Pedro Pons, que, después de visitarme, me recomendó que toda la vida usara faja entera con ballenas que me sujetara el cuerpo, que no me la quitara para dormir y ni siquiera para bañarme en el mar.

A los tres años de esto, durante el embarazo de mi quinta hija, el dolor de la parte baja de la columna me obligó durante meses a sentarme de medio lado, y en casa sobre un cojín que impidiera que la parte inferior de la misma tocara el asiento.

A todo esto, la sensación de pesadez, dolores de piernas, problemas en la piel y extraordinario cansancio iban en aumento.

Empezaba a tener taquicardias y también calambres al despertarme. Mis dolores de cabeza eran continuos.

Aún tuve otra hija que hacía el número 6 de mis hijos, y los problemas citados llegaron a agravarse tanto que prácticamente vivía como una enferma. No me aguantaba de pie, los dolores y sensación de pesadez en la parte delantera de los muslos eran constantes, el dolor ciático frecuentísimo, los calambres en las piernas, sobre todo por las mañanas, eran cotidianos. Aun después de haber permanecido ocho o diez horas en la cama, levantarme constituía un drama para mí y no podía sacarme el sueño de encima. Era como si estuviera sumida en un pozo desde el fondo del cual escuchaba que la vida de la mañana empezaba a mi alrededor, pero no tenía fuerzas para incorporarme a ella. Además, mi sueño era irregular y tenía frecuentemente taquicardias en la cama y sensación de opresión y como dolorcitos en el pecho, y a mí me parecía que también en el corazón. Estaba convencida de que en cualquier momento tendría un infarto o una angina de pecho, y vivir de ese modo resultaba angustioso.

Llegó un día en que la sensación de dolor cerca del corazón, como si fuera una angina de pecho, fue tan grave y aguda que, como estaba en el pueblo, subió de la ciudad un especialista del corazón con un aparato portátil, el cual, después de auscultarme y hacerme un electrocardiograma, manifestó que yo no tenía nada que funcionase mal en el corazón. Sin embargo, yo me sentía morir y pasé cuatro días inmóvil en la cama, sin tan siquiera poder hablar.

¿Cuál era la causa de todos esos trastornos? Una deficiencia crónica de magnesio, que además en ciertos momentos se hacía muy aguda.

Lo grave es que ni los médicos ni yo sabíamos entonces esto, por lo que mis males siguieron esperando. Siempre con mi faja de varillas, y a fuerza de mucha ilusión y voluntad, le ayudaba a mi marido en la dirección (y también en algunos trabajos, a veces) de una finca agrícola.

Hubo un año que pasé casi tres días ayudando a pesar sacos de trigo de 50 kilos, para lo que tenía que quitar o poner grano al saco que un hombre colocaba en la báscula. El igualar el peso lo hacía con un movimiento de giro, ya que el trigo que sobraba lo echaba a un lado, o el que ponía lo tomaba de un saco que tenía a mi izquierda.

Cuando pasaron dos o tres días de este hecho, empezó lo que me resultó más molesto y grave de todos los desequilibrios que iba sufriendo. Se agudizaron los dolores de cabeza y tenía vértigos en cuanto movía lateralmente la cabeza; esto unido a la agravación de algunos de los síntomas que hacía años venía padeciendo. Dolores de piernas, lasitud, dolores en las articulaciones de los hombros, de las caderas, de las rodillas y en la planta de los pies; el cansancio era abrumador y no me encontraba bien levantada, pero tampoco en la cama, en la cual continuamente estaba buscando una postura que me aliviara el malestar de los hombros, de las caderas y de la nuca. Iba cambiando la posición de la almohada y me la ponía como enroscada a mi cuello, en busca de un alivio que de ningún modo encontraba; luego, el despertar era dramático, pues sentía las manos dormidas y me costaba un esfuerzo muy grande moverme ya que tenía agarrotadas todas las articulaciones. Debido a los dolores del hombro izquierdo, llegué a dormir con el brazo de este lado sobre otro cojín. Ni aun así conseguía evitar la sensación de agarrotamiento de la mano.

A través de la piel se me veían continuamente hematomas en los brazos y en los muslos que hacían decir a las personas que convivían conmigo «si iba dándome golpes contra todo lo que encontraba a mi paso», cuando la realidad es que iba con un cuidado exquisito debido a los dolores que tenía en todo mi cuerpo.

Los médicos que me visitaron me diagnosticaron artrosis generalizada y una lordosis lumbar muy acentuada, seguramente por el peso de los embarazos sucesivos. Como la artrosis, según me manifestaron era incurable, me proponían fijarme las vértebras de la cintura con un injerto del hueso de la pierna.

Cuatro médicos me ofrecían esta solución para paliar mis dolencias, aunque me manifestaron que el desgaste de los cartílagos no tenía solución, pues la artrosis, según ellos, era progresiva e irreversible.

«Nadie puede hacer crecer el cartílago desgastado», manifestaban todos.

El someterme a la operación —que comportaba dos en realidad, una en la pierna y otra en la espalda— no era una idea que me sedujera, pero cuando llegó un momento en que andaba con el cuerpo, el cuello y la cabeza formando un bloque rígido y empezó a resultarme imposible realizar el pequeño giro que supone coger la comida que iba a freír y ponerla en la sartén, entonces tomé la decisión de operarme.

Para ello me dirigí a un buen especialista, el cual me hizo varias radiografías, a la vista de las cuales me manifestó que no podía hacerlo. Textualmente me dijo: «No puedo operarte, porque tienes el esqueleto sin vida, como el de una mujer de ochenta y siete años, y no prendería el injerto, con lo que la operación no haría más que traerte nuevos problemas. Tienes artrosis, osteoporosis (descalcificación del esqueleto) y picos de loro en las vértebras, que son los que rozando los nervios te producen los dolores. Este problema es irreversible y además progresivo».

Entonces me dio analgésicos, antirreumáticos y antiinflamatorios (por cierto, con cortisona). Me recomendó que los analgésicos los tomara lo menos posible —«cuando ya no puedas más»—, pero, como ustedes comprenderán, cuando yo había decidido operarme era porque ya no podía aguantar más aquellos vértigos y aquel malestar general.

Otra cosa buena me recomendó además de no operarme; el que hiciera una gimnasia que sacaba hacia fuera la región lumbar, que yo tenía muy hundida y tracciones en la región cervical. Tanto la gimnasia como las tracciones, evidentemente, me paliaron el problema y, poco a poco, pude hacer una vida seminormal, que comprendía el poder estudiar y el corregir exámenes, y es que hubo una época por entonces en que fui profesora de bachillerato.

Para leer, me sentaba en un sofá al que acercaba una mesita que tenía una altura ideal para poder escribir y me ponía un cojín estrecho debajo de los muslos para que el final de la columna no tocara el asiento. Luego, uno muy grueso, para tener la espalda bien apoyada. Dos medianos a los lados en los que apoyaba los brazos (pues siempre me dolían y no tenía fuerza en ellos) y otro gordo delante apoyado en el borde de la mesa sobre el que ponía el libro y me servía como de atril.

Cuando ya estaba así embutida entre cojines y la mesa, le pedía a mi hija menor que acercara un pequeño taburete para tener los pies y las rodillas levantados, pues así me encontraba más cómoda.

A todo esto, y muy posiblemente debido a la medicación con corticosteroides, me apareció una diabetes, por lo que dejé todos los fármacos.

También modifiqué mi dieta, pues al explicarme el médico la gran descalcificación de mis huesos, comía a diario distintas clases de quesos para suprimir el calcio en pastillas. Asimismo, cambié el pan blanco por pan integral, y a media mañana o con la merienda tomaba orejones de albaricoque (menos dulces que las pasas o higos secos) y avellanas. De este modo —sin yo saberlo entonces—, aumenté la cantidad de magnesio en mi alimentación, hecho que contribuyó a mi mejoría. En aquella época tenía pasión por el chocolate y encontraba uno muy oscuro y, por lo tanto, muy rico en cacao, endulzado con ciclamato. A lo largo del día iba tomando cuadritos del mismo, lo que me iba suministrando cantidades no desdeñables de magnesio, pues el cacao es uno de los alimentos más ricos en este mineral.

Entonces ocurrió un cambio en mi vida que consistió en dejar el pueblo en donde vivía para irme a una gran ciudad. Allí me dediqué de lleno a la dietética, para lo que me puse a estudiar cuanto en España podía encontrar sobre el tema —casi todos los autores eran extranjeros— y me coloqué en una empresa de productos de régimen.

Hice, además, un cursillo de dietista y, leyendo y leyendo, un día una hija mía puso en mis manos un librito que hablaba de las propiedades curativas del magnesio. Como yo tenía la cara llena de forúnculos y el texto explicaba que con magnesio estos se curaban, empecé a tomar cloruro de magnesio, y, efectivamente, los forúnculos desaparecieron. Pero además noté una gran mejoría general, y seguí tomándolo a diario.

Me encontraba más suelta, más animada y los que me conocían solían decirme: «Ana, te encontramos muy bien». Yo les respondía que, en efecto, estaba muy mejorada y creía que, aparte de la vitalidad que me proporcionaba el magnesio, el hacer un trabajo que me gustaba tanto era la causa de las nuevas fuerzas y el optimismo que tenía.

Tanto había mejorado —como quien dice sin darme cuenta—, que yo, que no podía llevar un bolso de mano más que si este era muy ligero y prácticamente vacío, ya iba a la compra y volvía con las provisiones que trae un ama de casa cualquiera.

En la tienda de dietética en la que estaba iba atreviéndome a coger cajas cada vez mayores y un día, levantando una bastante pesada, sentí un dolor y quedé doblada hacia un lado.

Pensé para mí que si se me había producido una hernia discal era lo único que me faltaba para completar los desastres de la columna. Al efecto fui al médico; como ya trabajaba, entraba en la Seguridad Social, por lo que me dirigí al médico que me correspondía en el seguro, que no era ninguno de los que me habían visitado anteriormente. Me hicieron radiografías y dijeron que lo que me había hecho era simplemente un esguince, que el daño era muscular y que tenía la columna bien. Yo insistí. ¿Bien? Sí, señora; usted tiene la columna bien.

MAGNESIO Y ARTROSIS

Salí pensativa y, al verme cabizbaja sin levantar la cabeza, los que me vieron pasar sin duda debieron pensar que me habían dado una mala noticia.

Y no, me habían dado una noticia maravillosa, que no podía entender y que me sumía en un mar de perplejidades y que era una realidad ininteligible para mí.

Iba andando, pero no veía a la gente, estaba mirando hacia dentro, pensando en el tiempo hacia atrás y empecé a comprender claramente el porqué las personas que me conocían me encontraban tan mejorada. Es que hacía ya algún tiempo que no me dolía la cabeza, que no sentía vértigos, ni aquel cansancio que me aplastaba, ni sentía dolores en la articulación de la cadera, ni en las rodillas, ni en las piernas, tampoco en los brazos; ya no me daba pereza peinarme, cosa que hubo un tiempo suponía para mí un trabajo penosísimo.

Se me había curado la artrosis.

Pero ¿cómo y por qué? Lo único que yo hacía diferente en mi vida, comparando con años atrás, era que tomaba magnesio a diario y una dieta muy equilibrada.

Empecé a explicarlo en el sitio donde trabajaba. Me dijeron: «Has cambiado de lugar de residencia y el agua es diferente».

Y esto no era cierto, pues semanalmente subíamos al pueblo y bajábamos unos 20 litros de agua en dos garrafas para hacer té y cocer la comida, por lo que ese razonamiento estaba descartado.

Es verdad que el médico que me diagnosticó el esguince y que me dijo que tenía la columna bien no era el mismo que me había dicho que era inoperable porque mi esqueleto estaba como muerto, pero el diagnóstico de artrosis, osteoporosis y picos de loro (espondilosis) me lo habían hecho cinco médicos distintos en diferentes ocasiones y a lo largo de varios años de padecimientos.

Sin embargo, cuando mi artrosis debía haber empeorado, me decían que tenía la columna bien, y, ante mi asombro, el médico llamó a otro que estaba en aquel momento en el despacho y los dos me repitieron que «tenía la columna bien».

Esta declaración sorprendente, inesperada y en cierto modo increíble (porque siempre me habían dicho que la artrosis era progresiva e irreversible), además estaba de acuerdo con mi modo de sentirme; bien, con ganas de hacer cosas y sin vértigos ni dolores.

En el medio en que trabajaba —productos de régimen y dietética— tenía ocasión de relacionarme con médicos. Cuando les explicaba lo sucedido, me miraban con cara de incredulidad, de escepticismo, notando yo que además me miraban pensando: «Esta pobre mujer está un poco ida».

Pero hubo un doctor en Gerona al que le expliqué lo que me había pasado. Me escuchó todo el relato, no puso una cara rara y me dijo: «Señora, usted tiene una carrera científica; yo también; explíqueme desde un punto de vista científico qué relación tienen sus forúnculos con el hecho de que ya no coja tantas gripes y constipados, y con el que se le haya curado la artrosis, pues en principio, en apariencia, no hay ninguna».

Yo le respondí: «Si la bioquímica ha descubierto el papel que juega el magnesio dentro de nuestro organismo, dentro de un tiempo le responderé».

De momento, yo sí veía una relación entre mis varios problemas. Los anticuerpos y glóbulos blancos que me defendían de los estafilococos de los forúnculos y de las bacterias y virus de las faringitis, resfriados y gripes estaban constituidos por proteínas. Y asimismo, los cartílagos están formados fundamentalmente por proteínas, siendo la más abundante el colágeno.

Empecé a estudiar bioquímica a fondo, y tuve la inmensa suerte de que la biología molecular ya conoce perfectamente el mecanismo de síntesis de proteínas (que es el mismo en todos los seres vivos), y en mi búsqueda encontré que el magnesio es uno de los componentes indispensables en su formación. Como esta síntesis proteica es fundamental para la conservación de nuestra salud y en el mantenimiento en buen estado de los tejidos de nuestro cuerpo, voy a resumirla a grandes rasgos en otro capítulo de este libro.

El magnesio en las rocas y en los suelos de labor

Siguiendo con el hilo de esta historia, puedo afirmar ahora que la alimentación moderna es pobre en magnesio. ¿Por qué? Es lo que voy a demostrar.

Hay muchos libros sobre el abonado que dicen que «todos los suelos son ricos en magnesio», y casi todos los libros de nutrición estadounidenses y alemanes explican que «con una alimentación equilibrada el hombre toma una cantidad de magnesio que cubre ampliamente sus necesidades de este elemento».

Ese es el toro que me ha tocado lidiar.

En contra de lo que dicen los libros sobre el abonado, estoy en condiciones de asegurar que no todos los suelos son ricos en magnesio, y lo vamos a demostrar al repasar la constitución de las rocas madre de los suelos de labor.

Y también, en contra de lo que dicen casi todos los libros de dietética, afirmo que la alimentación occidental actual no cubre los requerimientos de los humanos de este elemento; tampoco los forrajes que crecen en terrenos cultivados con abonos químicos contienen la necesaria cantidad para los animales de granja.

Llevar la contraria a prácticamente todos los autores de tratados de abonos del mundo y a casi todos los nutricionistas de los países occidentales es para mí un problema que tengo que resolver demostrando científicamente:

a) Que no todos los suelos son ricos en magnesio, para lo que haré un repaso de las rocas que forman la corteza terrestre, ya que sus minerales son los que liberan los nutrientes que alimentan a los vegetales, junto con el humus producido por la fermentación de la materia orgánica y las bacterias del suelo.

b) Que con el abonado mineral estamos desequilibrando el contenido en cationes (elementos metálicos) de los suelos y que el potasio y el calcio que a veces se ponen en exceso, al ser elementos antagónicos del magnesio, impiden que este pueda ser absorbido en cantidades óptimas por las plantas —aun en el caso de que haya magnesio en los terrenos de labor—, ocasionando una carencia condicionada o secundaria de este elemento.

c) Que el magnesio contenido en los minerales del suelo se va liberando al mismo ritmo que hace miles de millones de años, ya que la velocidad de meteorización de las rocas está en función de la temperatura y de la humedad fundamentalmente, y no de las extracciones por las cosechas (cada vez mayores) que van logrando los agricultores.

d) Muchas personas saben que el magnesio es un componente esencial de la clorofila, y piensan que si las plantas presentan un hermoso color verde es porque tienen magnesio en la cantidad que necesitan, porque creen equivocadamente, ya que así lo dicen muchos tratados de química, «que las plantas utilizan el magnesio fundamentalmente para formar clorofila». Sin embargo, hoy sabemos que este pigmento la planta tiene solo del 1 al 5% del magnesio total que hay en la misma.

e) Y por fin, que las grandes cosechas que estamos consiguiendo empobrecen en magnesio los terrenos, dando lugar a una carencia primaria en los suelos de labor, o sea, de deficiencia de magnesio, el cual no se restituye en los abonados que generalmente se recomiendan a los agricultores.

La corteza terrestre: clases de rocas

La Tierra es un planeta con forma de geoide, una especie de esfera achatada por los polos, pero con el inferior algo más prominente, por lo que lejanamente recuerda a una pera. A esta forma se le ha llamado geoide (de *geos* = tierra).

Desde el punto de vista de su composición química, se cree que está formada por un núcleo de hierro y níquel, al que se denomina *nife*, y un manto constituido por rocas fundidas en un estado pastoso muy cercano al estado sólido, que desde el punto de vista químico son predominantemente silicatos de hierro y magnesio. Estas rocas, en general, son de color oscuro o verdosas, y los minerales que las forman reciben el nombre de minerales *máficos* o *fémicos* por su riqueza en magnesio y hierro.

La parte más externa, o corteza terrestre, está formada por rocas que químicamente son aluminosilicatos de metales al-

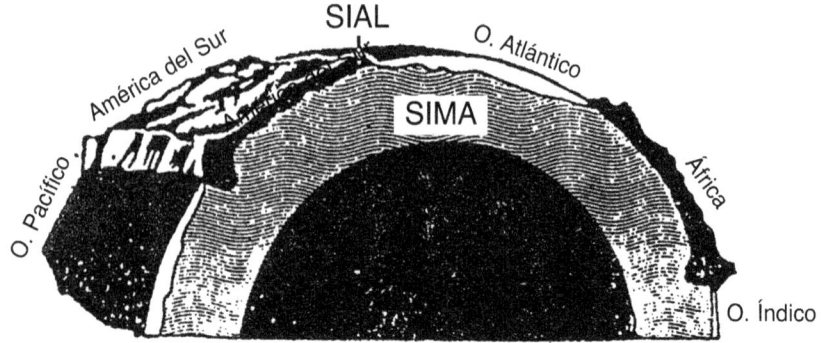

Fig. 1. *Constitución de la Tierra.*

calinos y alcalino-térreos, y por ello, por los componentes que predominan en la misma, se le llama *sial* (de silicio y aluminio).

Como el núcleo no nos interesa al respecto de lo que estamos estudiando, fijémonos en la parte más superficial de la Tierra que es el *sial*, y sosteniéndolo, es decir, haciendo de zócalo o basamento, tenemos las rocas del manto, ricas en hierro y magnesio y que por ello se denomina *sima*.

Este basamento de las rocas más superficiales es plástico —es decir, deformable—, y cuando se produce una ruptura en la corteza por un deslizamiento o por el aumento de la presión de los gases del interior terrestre puede aflorar al exterior, constituyendo la lava de los volcanes. Lava que aparece menos viscosa, o sea, más líquida al salir, debido a la disminución de presión que sufre.

LA CORTEZA TERRESTRE: CLASES DE ROCAS

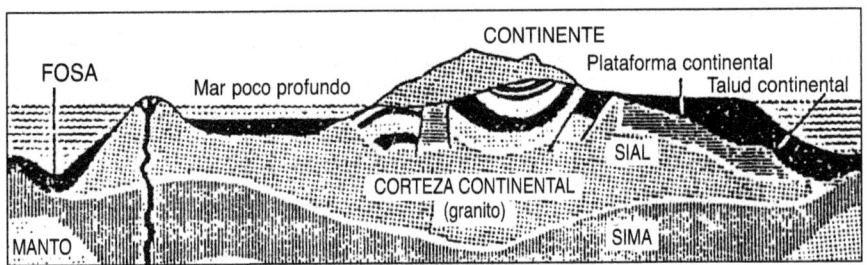

Fig. 2. *Sección de la corteza terrestre.*

Piensen en la imagen de los terrenos volcánicos; en general, son oscuros, a veces casi negros, como en los terrenos basálticos, y en ocasiones con tonos rojizos que se deben a la riqueza en hierro de sus minerales.

Puede suceder que en ocasiones, las menos, la lava tenga la composición del granito —que es una roca siálica, es decir, de la corteza superior—, entonces es clara y se llama «riolita».

En sus principios, la tierra podemos imaginarla que más o menos era así: los minerales más ligeros, los silicatos claros siálicos, flotaban sobre los silicatos oscuros ricos en hierro y magnesio constituyentes del *sima*, y en las partes más hondas de la corteza se depositaban las aguas formando los mares.

Los elementos gaseosos, como el nitrógeno, el oxígeno, el anhídrido carbónico, el hidrógeno (que como es el más ligero ocupó la parte más alta de la atmósfera) y los gases nobles, constituyeron otra capa terrestre, gaseosa, que la envuelve y es lo que conocemos como aire.

La Tierra, pues, está recubierta de una costra rocosa o *litosfera* (de *litos* = piedra), de una capa líquida, los mares, que constituyeron la *hidrosfera* (de *hidro* = agua) y de unos elementos o compuestos gaseosos que constituyen la *atmósfera*. Pero el interior terrestre seguía en actividad y la corteza se modificaba por la acción de agentes externos y fuerzas internas y se producían emanaciones de gases como CO_2 (anhídrido carbónico), CH_4 (metano), amoniaco y vapor de agua.

A la vez, en la atmósfera tenían lugar grandes tormentas con tremendas descargas eléctricas, capaces de formar las llamadas moléculas bióticas por ser constituyentes esenciales de los seres vivos, y así apareció sobre la Tierra una nueva capa, la más interesante para nosotros, la *biosfera*, que está constituida por los seres vivos.

Es evidente que en un principio estos fueron seres muy simples que se reproducían por gemación; seguramente se formaron después las bacterias y virus y luego fueron apareciendo vegetales sencillos y animales también relativamente poco complicados.

Esta nueva capa, la biosfera, se formó a expensas de los constituyentes que se encontraban en la atmósfera, de los procedentes de emanaciones gaseosas y de los elementos y compuestos químicos que había en los mares. Además, hoy día se han hecho experiencias al respecto y se ha comprobado cómo células de animales y humanas se conservan vivas en el agua del mar, la cual tiene una concentración salina análoga a la de los líquidos biológicos que bañan los tejidos.

La aparición de seres vivos ocurrió en la era *arcaica* o *agnostozoica*, llamada así por ser la era de los animales desconocidos, ya que de ellos solo nos han quedado impresiones de sus pistas en las rocas y algún crustáceo.

En este periodo terrestre, en la era Arcaica, ocurrió la primera gran orogenia o plegamiento que formó ya una cordillera. Esta formación de montañas, que es la más antigua en la historia de la Tierra, se llamó plegamiento «huroniano». Y precisamente, por el hecho de haber sido el primero y haber estado sometidas las montañas a los agentes erosivos externos durante miles de millones de años, ya nos muestra el zócalo de *sima* que tuvo parte en el plegamiento y por ello son montañas oscuras o verdosas: son rocas llamadas «peridotitas», muy ricas en minerales constituidas por silicatos de hierro y magnesio, llamados piroxenos y anfíboles. Estas rocas se encuentran en Groenlandia y países escandinavos, llegando hasta el norte de Asia.

Los materiales de las mismas, por ser muy duros y de una gran belleza, como las «peridotitas micáceas» o la «dunita» —que es una roca verdosa formada casi exclusivamente por olivino—, se utilizan en la construcción como elementos de ornamentación y además tienen la cualidad de ser muy prácticas, debido, repito, a su dureza e inatacabilidad por los agentes atmosféricos.

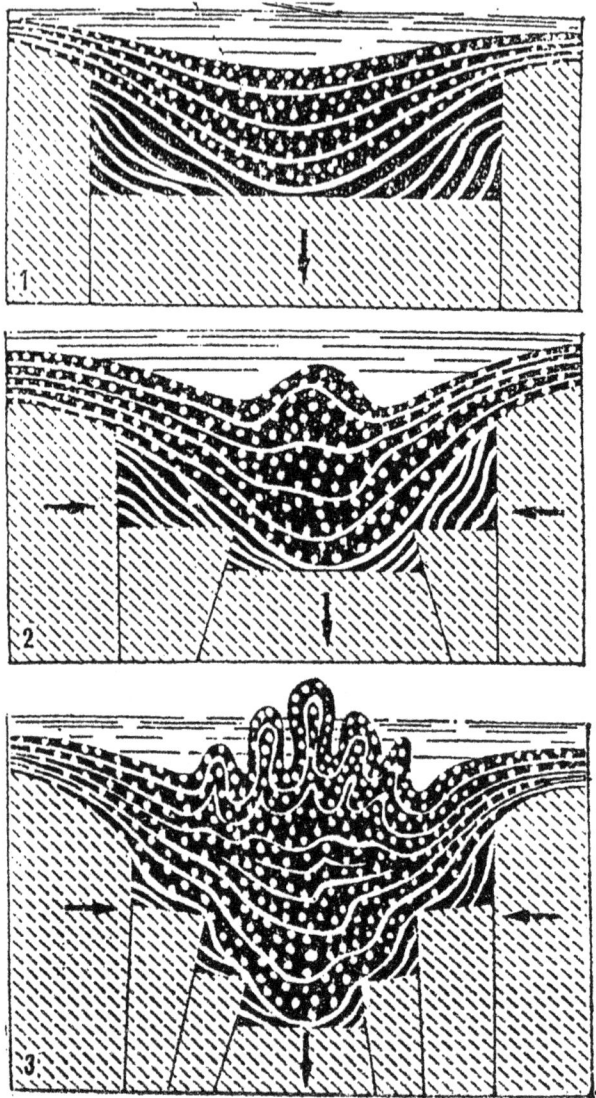

Fig. 3, 4 y 5. *Tres etapas en la génesis de montañas.*

Resumiendo un poco lo que he dicho hasta aquí en relación con el elemento que nos ocupa, el magnesio, podemos decir:

a) El magnesio abunda en las rocas constituyentes del *sima* que forman el basamento (plástico, o sea, deformable) de las más ligeras, pobres en magnesio, que se apoyan en ellas y que denominamos *sial*, que además de ricas en silicio y aluminio, lo son en cálcio, sodio y potasio.

b) Que, debido a la conjunción de algunos elementos minerales (que actuaron como catalizadores fundamentalmente), ciertos compuestos gaseosos como el CO_2 (anhídrido carbónico), NH_3 (amoníaco), CH_4 (metano) y H_2O (vapor de agua) y la acción de descargas eléctricas, se formaron los primeros seres vivos que fueron evolucionando y haciéndose más complejos, hasta constituir, debido a mutaciones —cambios— sufridas en su código genético, la varidad de plantas, bacterias, virus y animales que hoy poblamos la Tierra, constituyendo la *biosfera*.

c) Que en la Era Arcaica ocurrió la primera gran orogenia o formación de montañas sufrida por la corteza terrestre, y que debido a que esto sucedió hace miles de millones de años, el desgaste que han ocasionado los agentes atmosféricos, estas montañas han dejado ya al exterior

COMPOSICIÓN DE MINERALES
(Cuadro I)

M. férmicos (ricos en magnesio)
- Olivino — SiO_4 (Mg, Fe) (olivino o peridoto)
- Piroxenos — SiO_3 (Mg, Fe) (augita, diópsido, espodumena)
- Anfíboles — $Si_3O_{22}(OH)_2$ (Ca, Fe, Mg) (actinota, asbesto, hornblenda)
- Bolita — $Si_3O_{10}(OH)_2$ K (Mg, Fe) (micas oscuras)

M. siálicos pobres en magnesio
- Feldespatos
  - Ortoclasas — Si_3O_8 AlK (ortosa)
  - Plagioclasas
    - Si_3O_3AlNa (albita) ⎫ oligoclasas
    - $Si_2O_8Al_2Ca$ (anortita) ⎬ andesita
    - ⎭ labradorita
- Feldespatoides
  - Nefelina SiO_4AlNa
  - Leucita Si_2O_6AlK
- Moscovita — $Si_3O_{(9)}(OH)_2 Al_3K$
- Cuarzo — SiO_2

COMPOSICIÓN DE ROCAS MAGMÁTICAS
(Cuadro I)

ROCAS MAGMÁTICAS

ULTRABÁSICAS menos del 45% de SiO$_2$	BÁSICAS 45-52% de SiO$_2$	NEUTRAS 52-66% de SiO$_2$	ÁCIDAS más del 66%
PERIDOTITAS { olivino, piroxenos, anfíboles	GABRO plut. DIABASA fil. (dorelita) BASALTO exógena { Plagioclasa + Augita, Hornblenda, Biotita	DIORITA plut. ANDESITA exógena { plagiosas, micas, augitas, hornblendas	GRANITO PÓRFIDOS RIOLITA { cuarazo, feldespato, micas (biotita), hornblenda { ortoclasas, plagioclasas
DUNITA casi solo olivino		MONZONITA comp. quin. intermedia	
		SIENITA plut. TRAQUITA exógena { feldespatos (ortoclasas) + plagioclasas) micas anfíboles (hornblenda-verde raramente piroxenos	

Composición de las rocas magmáticas. Aunque la «augita» y la «hornblenda» son ricas en magnesio, son minerales que se meteorizan con extraordinaria lentitud.

unas masas de minerales riquísimos en hierro y magnesio, que, debido a su gran belleza y a su gran dureza e inatacabilidad por los agentes exteriores, se utilizan como piedras ornamentales en la construcción.

Sigamos con la historia de nuestro globo terrestre.

En la Era Primaria, llamada también *Paleozoico* (o de los animales antiguos, de *paleo* = antiguo, y *zoos* = animal), los mares se poblaron de seres recubiertos gran parte de ellos por caparazones ricos en calcio y algunos en magnesio; otros en calcio y magnesio. En la Tierra aparecieron vegetales sencillos, que gozaron de un clima cálido y una atmósfera muy húmeda y rica en anhídrido carbónico. En esta era, en el llamado periodo Carbonífero, hubo helechos y otras criptógamas vasculares, que son plantas sin flores, que alcanzaron hasta veintitantos metros de altura y que son los elementos a partir de los cuales se formaron los yacimientos de carbón.

Esta Era Primaria fue testigo de dos orogenias más: el movimiento llamado «Caledoniano» y el «Herciniano» o «Varíscico», que levantaron fondos marinos como sucedió luego en la gran orogenia de la Era Terciaria, llamada «Levantamiento alpino», que formó las más altas montañas que hoy podemos contemplar en la Tierra: el Himalaya, los Andes, el Atlas, los Alpes, los Cárpatos y, en España, las cordilleras Pirenaica, Cantábrica y Sierra Nevada.

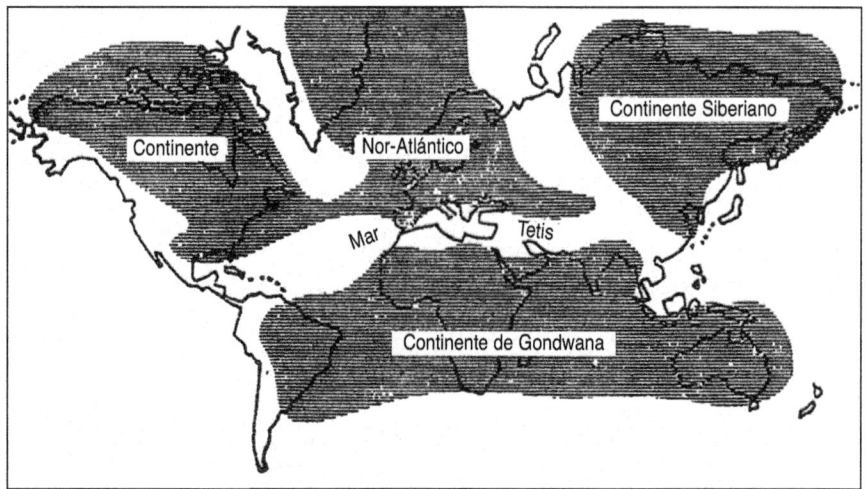

Fig. 6. *Reparto de las tierras y mares en la Era Primaria.*

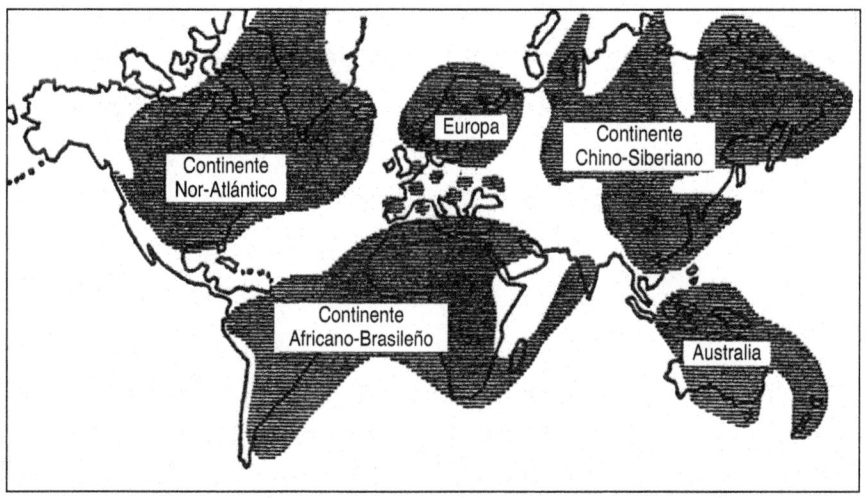

Fig. 7. *Reparto de los continentes en la Era Secundaria.*

Este último plegamiento, que es el más cercano a nosotros en el tiempo, nos muestra claramente, con los fósiles que pone ante nuestros ojos, cómo hoy día son alturas lo que en otras épocas geológicas habían sido fondos marinos. Los «nummulites», fósiles caracteristicos de la Era Terciaria, los erizos, estrellas de mar y conchas que podemos encontrar con solo salir a las montañas que rodean la ciudad de Gerona son una muestra de lo que puede hallarse en muchos de los terrenos que esta reciente orogenia levantó.

Y bien, aún hubo una era más reciente, la Cuaternaria, también llamada *Antropozoica* porque en ella hizo su aparición el hombre.

Es importante tener una idea de las modificaciones que ha sufrido la corteza terrestre, pues ello nos permite entender la presencia de ciertos minerales en determinados sitios de la misma.

Clasificación de las rocas según su origen

Constitución mineralógica de los magmas

Las rocas según su origen se clasifican en: *magmáticas, sedimentarias* y *metamórficas*.

Las primeras proceden de la solidificación de un magma interno; si esta se ha hecho lentamente en el interior terrestre, suelen tener estructura granuda debido a que contienen cristales, ya que las moléculas de los minerales componentes tuvieron tiempo para orientarse, dando lugar a formaciones cristalinas. A estas rocas se las denominaron también «intrusivas», y el ejemplo más característico es el granito que está formado por cuarzo, feldespato y mica.

Las rocas magmáticas pueden también enfriarse en el exterior, como ocurre con la lava de los volcanes; entonces tienen una estructura vítrea (es decir, como pastosa) en la que los minerales no han tenido tiempo de orientarse al ser la solidificación muy rápida. Estas rocas, llamadas «efusivas», muy frecuentemente tienen colores oscuros debido a su riqueza en hierro y son, además, rocas magnesianas en las que abunda este elemento. El ejemplo típico es el basalto.

Ahora bien, aparte del hecho de que las rocas se hayan enfriado lentamente y tengan por ello estructura cristalina o granuda o se hayan solidificado rápidamente y tengan constitución vítrea o pastosa, es muy interesante estudiar las rocas magmáticas según sus componentes minerales y su constitución química, pues esta, en última instancia, es la que nos marcará la mayor o menor riqueza en magnesio del suelo. (Véanse cuadros I y II, págs 48-49.)

Debemos tener en cuenta que llamamos rocas a masas formadas por agrupaciones de distintos minerales como el granito o bien a minerales que se encuentran formando masas considerables. En este último caso se denominan rocas simples. Un ejemplo de roca simple son las rocas calizas.

Las rocas magmáticas siempre están formadas por agrupaciones mineralógicas distintas, y sus constituyentes son óxido de silicio y de aluminio que con los óxidos metálicos han constituido generalmente silicatos o aluminosilicatos de hierro, magnesio, calcio, sodio y potasio.

Si la riqueza en óxido silícico o anhídrido silícico es muy grande, parte de este queda sin combinarse con los óxidos metálicos (SiO_2). Ejemplo típico es el granito, de color claro, y son constituyentes del *sial*.

Pero si la proporción de sílice en la roca es inferior al 45%, entonces tenemos rocas en las que abundan los óxidos de hierro y magnesio, generalmente oscuras, es decir, constituyentes del *sima*.

Entre estas, tenemos las «peridotitas» y las «dunitas». Tanto las primeras como las segundas son muy ricas en magnesio, pero como son rocas que forman el zócalo o basamento de la parte superior de la corteza, solo en muy pocos lugares, han aflorado al exterior y no abundan como terreno de labor.

Rocas de este tipo se encuentran en Escandinavia y parte norte del continente americano, constituyendo la muestra de la primera orogenia terrestre: el movimiento «huroniano», citado en páginas anteriores. A estas rocas oscuras que hemos estudiado, por su riqueza en óxidos metálicos en relación con el anhídrido silícico, se las conoce como rocas «ultrabásicas».

Las rocas denominadas «básicas» son también oscuras, ricas en hierro y magnesio, y son el «basalto», cuando el enfriamiento se ha hecho en el exterior y rápidamente, y el «gabro», cuando la misma roca se enfrió lentamente, en el interior terrestre, y por lo tanto tiene estructura granuda.

Gabros hay pocos en la superficie terrestre y basaltos únicamente donde en otras épocas geológicas o en la actualidad ha habido o hay manifestaciones volcánicas. Por su relativa rareza, las rocas básicas y ultrabásicas, que son precisamente ricas en magnesio, no constituyen en general grandes extensiones de terrenos de cultivo.

Pasamos ahora a estudiar las llamadas rocas «neutras». Estas son fundamentalmente sienitas y dioritas, entre las intrusivas. Y como volcánicas tenemos la traquita y andesita.

Desde el punto de vista mineralógico, en estas rocas no se observan granos de cuarzo, es decir, sílice libre, y están formadas por feldespatos, micas, augita y hornblenda.

Ahora bien, el magnesio de la augita y de la hornblenda, por ser piroxenos y anfíboles muy estables y poco atacables por los agentes atmosféricos, no liberan con rapidez una gran cantidad de magnesio asimilable para las plantas. Las micas, en cambio, debido a su estructura hojosa, se metamorfizan con más facilidad por la acción de la humedad y el CO_2 del aire, liberando con más facilidad el magnesio que la augita y hornblenda. Teniendo esto en cuenta, vemos que la disponibilidad de magnesio para las plantas proviene de su liberación por las micas, y fundamentalmente depende de la humedad y temperatura.

Llegamos a las rocas «ácidas»; en estas la proporción de sílice (anhídrido silícico, SiO_2) es superior al 66%, por lo que este aparece en forma de gránulos cristalinos, es decir, de cuarzo.

La composición de estas rocas típicamente siálicas, es decir, de la parte superior y clara de la corteza terrestre, es: cuarzo, feldespatos y riricas.

El cuarzo, ya hemos explicado su composición anteriormente, no lleva magnesio y es inatacable por los agentes atmosféricos.

Los feldespatos son aluminosilicatos de potasio, sodio y calcio.

Las micas oscuras sí contienen el elemento de que estamos tratando; las llamadas «biotitas» llevan magnesio en su composición y, por la acción de la humedad y del anídrido carbónico del aire, van liberando este elemento.

En cambio, las micas claras de la serie de las «moscovitas» no contienen magnesio y en consecuencia no pueden aportarlo a los suelos.

Rocas sedimentarias

Debido a la acción del viento, a las aguas de los ríos y mares que arrastran arenas y trozos de otras rocas, a precipitaciones químicas y a depósitos de caparazones de animales, se forman acumulaciones de detritus y restos de seres vivos que, bien debido a la presión o a sustancias que hacen de cemento, originan rocas llamadas sedimentarias.

Según sean los sedimentos, tenemos las de origen mecánico, que proceden de la destrucción de otras; de depósitos físico-químicos originadas por una precipitación química o la evaporación de aguas con sales; también pueden ser de origen orgánico, debidas a la acumulación de caparazones o esqueletos de seres vivos o bien a la mineralización de seres vivos, como ocurre en los carbones.

Las rocas sedimentarias más corrientes pueden ser «areniscas» y tener composición silícica, «arcillosas» procedentes de la descomposición de feldespatos y «calizas» formadas por precipitaciones químicas y depósitos de esqueletos o caparazones de seres vivos. Tenemos también las «margas», que son mezclas de calizas y arcillas.

Pero interesándonos ahora las rocas que tienen magnesio, hemos de buscar entre las sedimentarias las ricas en este elemento. Algunas entre ellas están formadas por depósitos de caparazones de animales marinos que han emergido al exterior en una orogenia o formación de montañas.

Entre las rocas de origen sedimentario, son ricas en magnesio las magnesitas, que están formadas por carbonato magnésico; las calizas dolomíticas que, como su nombre indica, están formadas de carbonato cálcico y magnésico, y las «margas dolomíticas», que son aquellas formadas por arcilla y dolomita.

Los terrenos dolomíticos tienen la condición de que fácilmente ponen a disposición de las plantas el magnesio que estas necesitan, pues se solubilizan con facilidad por la acción del CO_2 del aire y del procedente de la respiración de las raíces y por los ácidos húmicos que se encuentran en el terreno. Desde el punto de vista del aprovechamiento del magnesio del suelo por las plantas, los terrenos con dolomita y margas dolomíticas son los ideales.

Rocas metamórficas

Son las originadas por cambios debidos a la acción de grandes presiones y temperaturas en las anteriores.

En el metamorfismo de contacto se modifican las rocas por la acción de la temperatura y de ciertos gases procedentes de magmas adyacentes.

En el metamorfismo regional o general, también intervienen las grandes presiones.

Estas rocas metamórficas presentan los minerales en bandas superpuestas como si hubieran sido laminadas o presionadas, lo que así ocurrió en efecto.

Entre estas rocas tenemos: los «neis», de composición mineralógica equivalente al granito; las «cuarcitas», formadas por granos de cuarzo y por lo tanto durísimas, que se encuentran en terrenos primarios; los «mármoles», que son calizas o dolomitas metamorfizadas, y las «pizarras», fácilmente reconocibles por su estructura hojosa. Los mármoles, pizarras y, en general, este tipo de rocas se encuentran en terrenos muy antiguos, arcaicos y primarios.

Suelos de labor ricos en magnesio

De todo lo dicho anteriormente llegamos a la conclusión de que los suelos de cultivo que verdaderamente podemos llamar ricos en magnesio son aquellos en los que la «roca-madre» es dolomítica, o en las calizas y margas dolomíticas.

También pueden ser ricos en magnesio los suelos procedentes de rocas como las sienitas, dioritas y granitos que tengan mucha mica negra de la serie de las biotitas. Ahora bien, la liberación del magnesio en estos terrenos se produce a un ritmo que depende fundamentalmente de la acción de los agentes fisicoquímicos de la atmósfera. Sin embargo, está sucediendo que con el abonado mineral hemos aumentado la producción de los suelos, y con cosechas que son de tres a cinco veces mayores que hace cuarenta años estamos haciendo unas extracciones de magnesio en los terrenos que la meteorización de los minerales ricos en este elemento no pueden reponer.

En consecuencia, ya en los terrenos de secano, se ha producido un empobrecimiento de magnesio en los suelos que origina que las cosechas tengan cada vez cantidades menores de este elemento.

Si pasamos a considerar los terrenos puestos en regadío, en los que los rendimientos muchas veces se han quintuplicado, no hace falta extenderse en grandes consideraciones para entender que en estos aún es mayor la extracción de magnesio y, en consecuencia, el empobrecimiento del suelo en el mismo aun teniendo en cuenta que la mayor humedad que hay en la tierra ayuda un poco a aumentar la velocidad de meteorización de los minerales.

En páginas anteriores hacía notar que con el abonado químico estamos desequilibrando el contenido en minerales de los suelos.

En efecto, el abonado que corrientemente usamos los agricultores está constituido por compuestos de nitrógeno, fósforo y potasio; ponemos además calcio con los superfosfatos que, desde el punto de vista químico, son fosfato dicálcico, más fosfato monocálcico con sulfato cálcico.

Si en lugar de usar los superfosfatos como suministro de fósforo al suelo utilizamos las escorias Thomas, entonces también tenemos una parte cálcica muy importante, pues estos abonos contienen un 45% de óxido de calcio. El calcio se necesita en el abonado, pero siempre que se mantenga una relación Ca/Mg adecuada.

A veces es más grave el problema que puede ocasionar el exceso de potasio. Este elemento, esencial para las plantas, si se pone en dosis masivas, impide la correcta absorción del magnesio por el vegetal, aun existiendo este elemento en el suelo. Las plantas tienen una enorme facilidad para absorber el potasio, que es un mineral del que se dice que los vegetales pueden hacer un «consumo de lujo», hasta el punto que puede impedir la absorción del magnesio; por ello nunca son recomendables los abonados de fondo con dosis masivas de potasio, sobre todo en terrenos con poca materia orgánica.

Además, sucede otra cosa que enmascara esta disminución de la cantidad de magnesio de las cosechas actuales. La clorofila, que es el pigmento verde al que deben su color las plantas, tienen en su molécula un átomo de magnesio, de la misma manera que el grupo «hemo» de la hemoglobina de la sangre tiene un átomo de hierro.

Este hecho es muy conocido, y cuando se habla del papel del magnesio en los vegetales, suele leerse: «El magnesio tiene un papel fundamental en la formación de la clorofila por las plantas verdes y en el transporte del fósforo». Todo ello es cierto, pero solo es parte de la verdad total. Ya que el magnesio forma con el fósforo complejos en las llamadas «moléculas de alta energía» que intervienen en todas las síntesis orgánicas y, por ello, en la formación de azúcares, grasas y proteínas. En forma iónica, es decir, en forma de sales minerales, el magnesio tiene un papel fundamental en la síntesis proteica, para que las dos subunidades o porciones de los ribosomas que se unen para la síntesis de proteínas no se separen.

El descubrimiento del papel del magnesio en las biosíntesis (formación de compuestos por los seres vivos) es relativamente reciente. De ahí el error tan corriente, aun entre muchos científicos y médicos, de creer que la mayor parte del magnesio de los vegetales se encuentra en la clorofila y, en consecuencia, en las partes verdes de la planta. He oído decir a nutricionistas ilustres, y he leído, en libros de médicos estadounidenses, que el magnesio que necesitamos ingerir diariamente lo tomamos fundamentalmente en los vegetales de la dieta.

Es preciso sacer de este error no solo a las personas que no son especialistas en nutrición, sino incluso a algunos médicos y dietistas.

Para ello hay que explicar:

a) Que el magnesio que utilizan las plantas para fabricar la clorofila solo es del 1 al 5% del total que hay en planta.

b) Que los vegetales pueden presentar un magnífico color verde y sin embargo tener una subcarencia de este elemento.

c) Que las partes más ricas en magnesio de los alimentos de origen vegetal no son —contrariamente a una creencia bastante corriente— las partes verdes, sino los frutos y semillas, y en los cereales precisamente la envoltura de estos; por ello el pan integral es mucho más rico en magnesio que el blanco. Así, 100 gramos de pan integral tienen 80 miligramos de magnesio, mientras que 100 gramos de pan blanco, solamente contienen 25 miligramos.

En la página siguiente muestro una pequeña lista de los porcentajes de magnesio (en miligramos por 100 gramos de alimento) de verduras, frutas y semillas.

Creo que con las explicaciones que he expuesto y los datos transcritos de tablas mundiales queda demostrado:

a) Que los terrenos de labor, debido a las grandes cosechas que obtenemos con el abonado químico, se están empobreciendo en magnesio.

b) Que además de esa carencia primaria en el elemento que nos ocupa, algunos suelos, a causa de un abonado muy rico en calcio y potasio, tienen una carencia secundaria o condicionada.

c) Que en contra de lo que algunos médicos dicen, no son las partes verdes de los vegetales las que nos sumi-

Alimentos	Miligramos por 100 gramos de alimento
Escarola cruda	12
Col cocida	7,3
Lechuga cruda	10,5
Espinacas cocidas	59,2
Alcachofa cocida	27,2
Judías verdes cocidas	10,1
Garbanzos cocidos	36,2
Dátiles secos	58
Harina de soja	235
Copos de avena	124
Almendras	252
Cacao en polvo	420

nistran fundamentalmente el magnesio de la dieta, sino los frutos y semillas.

d) Que los cultivos pueden presentar un magnífico color verde y no tener sin embargo la cantidad de magnesio óptima para la planta. A esta subcarencia puede atribuirse en muchos casos la caída de los frutos antes de madurar.

Otras causas de la disminución de la cantidad de magnesio en la dieta moderna

Después de la Segunda Guerra Mundial, en muchos países occidentales, debido en parte a los excedentes de cereales que durante años se han producido, a las preferencias de la población y a los intereses de los industriales harineros, se están consumiendo harinas blancas en todos los productos de panadería, confitería, pastas de tipo italiano, etc. Sin embargo, en la página 68 he señalado la cantidad de magnesio que hay en el pan integral en relación con el pan blanco y puede comprobarse que aproximadamente es un poco más que tres veces mayor.

Pero aún ocurre otro hecho. La sal marina lleva alrededor de un 0,5 a un 1% de sales magnésicas, que son muy higroscópicas, es decir, que tienen una gran tendencia a absorber la humedad del ambiente. Por esta razón, los sacos que la contienen se humedecen mojando de agua salitrosa los lugares en que se posan. Desde hace ya veinte o treinta años se ha generalizado el uso de una sal en la que se precipitan las sales magnésicas y se obtiene así un producto seco, fino, fácil de almacenar y cómodo en su uso. Todas estas ventajas comportan un inconveniente: hemos perdido con ellas un aporte de magnesio.

Equilibrio entre el magnesio del suelo y el de los seres vivos. Desequilibrio introducido en este siglo por el hombre

Antes de ser agricultor y ganadero, el hombre se alimentaba de frutas silvestres y de los animales que cazaba.

Después comenzó a sembrar la tierra y además empezó a criar animales como vacas, gallinas y cerdos en las casas de campo.

De hecho, el monocultivo y las grandes explotaciones ganaderas son de reciente aparición.

A lo largo de la historia de la tierra y hasta mediados del siglo xx, más o menos, podemos decir que los agricultores eran también ganaderos y el suelo alimentaba a los hombres y a los animales de los establos, pero todos los residuos, tanto de las cosechas como de los animales y hombres, volvían a la tierra y la abonaban.

A medida que las ciudades crecían, los habitantes de las mismas tenían que comer a expensas de los alimentos que proporcionaban los agricultores, y cuando los medios de comunicación lo permitieron, empezaron a añadirse al campo abonos como el guano, que es muy rico en nitrógeno, fósforo, calcio, potasio y magnesio. Este guano se formó por las deposiciones de aves y cadáveres de peces y aves marinas que abundan en las costas de Chile y Perú. Estos residuos forman un estupendo abono natural, básicamente fosfatado, pero que aporta otros nutrientes como nitrógeno, potasio, magnesio que son esenciales para las plantas.

Durante la Primera Guerra Mundial, Alemania quedó aislada debido al bloqueo marítimo que sufrió y entonces se industrializó la síntesis de amoníaco inventada por Haber y puesta en práctica por Bosch que utilizaba el nitrógeno atmosférico y el hidrógeno obtenido en la eletrólisis del agua.

Se consiguió de esta forma el primer abono artificial, pues el amoníaco, principalmente en forma de sulfato amónico, empezó a utilizarse en grandes cantidades como abono nitrogenado.

De este modo se logró un aumento de los rendimientos del suelo, principalmente cuando se siembran forrajes, pero con los fertilizantes químicos tales como el sulfato amónico, el amoníaco y la urea hacemos un aporte de nitrógeno, y en el mejor de los casos con el sulfato de azufre, pero nada más. Empezó el abonado químico que lleva los nutrientes que las cosechas extraen en mayor cantidad, pero comenzó el desequilibrio, pues ya no se están poniendo todos los elementos que tomaban las plantas en las cantidades óptimas para las mismas y para los humanos y animales que nos alimentamos con ellas.

Hoy día, en la práctica corriente del abonado, además de los nitrogenados, los agricultores utilizan fertilizantes fosfatados y potásicos, y aunque se reconoce que las cosechas extraen entre 20-30 kilos de magnesio por hectárea al año, en general no suelen utilizarse compuestos de magnesio más que como excepción, es decir, cuando aparece una deficiencia manifiesta en las hojas de los cultivos y a veces en el abonado de los almendros o cuando en el encalado se utilizan dolomitas.

La explicación que se da a este hecho en los libros de agricultura es que, aun reconociendo la importancia del magnesio y sabiendo además que se están sacando de este elemento cantidades importantes de los suelos de labor, se cree, como ya he dicho anteriormente, que «todos los suelos son ricos en magnesio y que el magnesio se devuelve al suelo con los estiércoles».

Y no es así, el hombre ha roto el ciclo natural entre el «suelo-alimentos vegetales-hambre-animales de granja-suelo».

Además, al haber pasado muchos habitantes a las ciudades, sus desechos, a través de cloacas y ríos, son conducidos al mar.

Podemos decir que los residuos de los humanos ya no abonan la tierra.

Por otra parte, los estiércoles tampoco hacen un aporte notable de magnesio a los cultivos, porque los forrajes ya son deficientes en este elemento.

Se ha roto un ciclo natural y hemos introducido un desequilibrio en los suelos que influye en gran manera en la disminución de la ración magnesiana del hombre moderno y de los animales domésticos. Este hecho, unido a los explicados anteriormente —purificación de la sal marina y utilización de harinas y alimentos refinados—, ha originado que una alimentación, teóricamente equilibrada, no aporte más que 200-300 miligramos de este elemento mineral, cuando lo deseable son entre 600-800 miligramos/día.

Otro error difundido, incluso entre los médicos, es la creencia de que los humanos tenemos unas necesidades cotidianas de magnesio de 3 a 5 miligramos por kilo de peso, y hoy día está demostrado y se ha puesto de manifiesto por los especialistas en estos trabajos que las necesidades diarias están entre los 7 a 10 miligramos por kilo de peso, llegándose en la mujer encinta y madres lactantes a los 15 miligramos diarios, y en los niños y adolescentes con un crecimiento muy rápido a los 20 y aun hasta los 30 miligramos por kilo y día.

Papel del magnesio en los seres vivos

¿Cuál es el papel que juega este elemento en el metabolismo de los seres vivos?

El magnesio interviene en todas las síntesis biológicas, pues está formando complejos con las moléculas fosforadas llamadas «moléculas de alta energía», en un principio, y que en realidad son moléculas capaces de ceder energía por hidrólisis de los enlaces fosfato y pirofosfato; también en el llamado «transporte activo a través de membranas» y, por lo tanto, en el restablecimiento del potencial eléctrico en las células excitables eléctricamente como son las neuronas y las fibras musculares, y como anteriormente también expliqué en el mantenimiento del «potencial de acción» en las terminaciones nerviosas.

El simple enunciado del papel del magnesio en los seres vivos nos permite comprender la enorme trascendencia que tiene para nosotros un suministro adecuado de este elemento.

Pensemos que hoy día sabemos cómo fabricamos nuestras proteínas los seres vivos y se conoce perfectamente cómo se necesita magnesio para la formación del ARN-mensajero, para la unión de los aminoácidos a los ARNs-transferidores, para la iniciación de la cadena proteínica y para la elongación de esta cadena.

Pero es más, en forma de cloruro, o sea, en forma iónica, se necesita una concentración relativamente alta de este compuesto en el citoplasma celular para que las dos subunidades

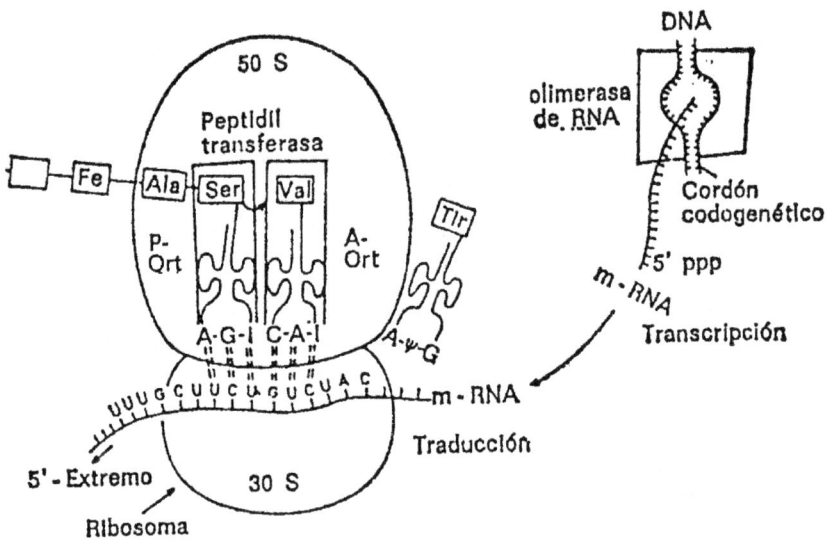

Fig. 8. *Esquema de la formación de proteínas (Karlson).*

ribosómicas permanezcan unidas durante la síntesis proteica, formando el complejo ribosoma-mensajero.

Nomura, especialista en el estudio de estos corpúsculos del citoplasma celular, me dio el dato de la concentración necesaria de cloruro de magnesio para que los ribosomas no se deshagan en sus dos partes constituyentes o subunidades, esta cantidad es de 10 milimoles o sea 0,01 moles.

Por su interés estudiaremos paso a paso la formación de proteínas por los seres vivos.

Síntesis proteica

Un enzima induce al ADN (ácido desoxirribonucleico), que encierra nuestro código genético, a que se transcriba en forma de ARN-mensajero. Para ello el ADN se desenrosca, a la velocidad de 10 000 vueltas por minuto, y se forma un ARN que tiene sus bases púricas y pirimídicas complementarias a las del ADN. (Solo que en vez de timina, tiene uracilo.)

Esta cinta de ARN, que lleva el mensaje codificado de cuáles y en qué orden se encadenarán los distintos aminoácidos que constituyen la proteína, ya para formarse necesita magnesio.

Esquemáticamente podemos decir que el ADN se transcribe en forma de mARN, con la presencia de magnesio.

$$Mg^{++}$$
$$ADN \rightarrow ARN$$

El mARN pasa al citoplasma celular y allí se une a la parte menor de un ribosoma y entonces se acopla la parte mayor del mismo, formándose el complejo mARN-ribosoma.

Pero además sabemos por Noruma, que se ha especializado en el estudio de los ribosomas (como he dicho antes), que el complejo ribosómico solo es estable con una concentración relativamente alta de cloruro magnésico. Concretamente 10 milimoles.

También se conocen perfectamente los cuatro grandes estadios de la formación de la cadena polipeptídica por los seres vivos y sabemos que el magnesio es necesario en las tres primeras etapas de la síntesis proteica. Entonces el esquema anterior podemos alargarlo así:

$$ADN \xrightarrow{Mg^{++}} ARN \xrightarrow{Mg^{++}} Proteínas$$

Por otro lado, los genetistas han visto que en nuestro ADN hay genes repetidos con muchísimas copias, hasta 100 000 veces, y creen que el gen que lo está más veces es el que codifica la formación de colágeno. Esta proteína constituye ella sola más de un tercio de los prótidos totales del cuerpo. No es de extrañar, por lo tanto, que tengamos genes iguales que permitan la formación de muchas moléculas de colágeno a la vez.

También se cree que una parte considerable del genoma total (código genético) de los animales superiores, y por lo tanto del hombre, codifica la formación de anticuerpos (que también son proteínas), lo que es de esperar por la importancia que estos tienen en la lucha contra las infecciones y por lo tanto para la supervivencia de los animales y de los humanos.

En el momento en que estos hechos quedaron claros para mí (naturalmente, para ello tuve que estudiar bioquímica), entendí perfectamente la relación entre la ingestión de magnesio y la desaparición de forúnculos, el que no enfermara tanto como antes y la curación de mi artrosis.

Ahora bien, no es suficiente el magnesio para conseguir corregir trastornos como la artrosis y la vulnerabilidad frente a las infecciones, porque en la formación de proteínas son componentes indispensables: enzimas, aminoácidos (que proceden de los prótidos de nuestra alimentación), magnesio, y en el caso de la fabricación de colágeno, también vitamina C.

¿Por qué con solo la ingestión de magnesio yo había resuelto mis problemas? Porque mi alimentación era muy equilibrada en proteínas y demás componentes de la dieta y solo deficiente en este elemento del que casi todas las personas tenemos una subcarencia del mismo más o menos acusada que se agudiza, por ejemplo, en el embarazo, lactancia, en las enfermedades, en el crecimiento de los adolescentes, en la menopausia y cuando aumenta el estrés y los problemas en general.

Sin embargo, los otros componentes de la síntesis de los prótidos en mi caso no faltaban, pues tengo una alimentación correcta, con un desayuno muy completo; en él ya tomo proteínas, vitaminas y minerales.

A lo largo del trabajo en mi despacho he visto que en ocasiones en otras personas pueden faltar también los aminoácidos, pues con una alimentación predominantemente vegetariana mal llevada, a veces en mis conversaciones con los artrósicos llego a la conclusión de que les faltan prótidos en su alimentación o que toman demasiados en una comida y, en cambio, no aparecen en el desayuno y a veces ni en la cena.

En España, en general, no suele haber carencia de vitamina C, ya que prácticamente todas las personas toman frutas, zumos de frutas y verduras crudas.

Con esto que voy diciendo tampoco es cuestión ahora de que los que padecen artrosis se pongan a consumir proteínas en cantidad excesiva. No, todo tiene una medida; una alimentación sana es aquella que está bien equilibrada en cuanto a los componentes de la dieta.

Si tomamos proteínas en exceso, nuestro hígado tiene que transformar los aminoácidos —los que nuestro cuerpo no necesita—,en unas sustancias sin nitrógeno que entrarán en el ciclo del metabolismo de los azúcares y grasas, y con ese nitrógeno formará urea que pasa a la sangre y que luego filtran los riñones para eliminarla con la orina.

Ahora bien, un consumo indebido de proteínas carga de trabajo al hígado, sube la tasa de urea en la sangre y obliga a filtrar más urea a los riñones. Pero además, las células de los seres vivos —animales y vegetales— tienen ácidos nucleicos y estos están formados, entre otros componentes, por bases púricas y pirimídicas, y las purinas, cuando el hígado va cargado de trabajo, se degradan predominantemente en ácido úrico. Este ácido, a diferencia de la urea, es muy poco soluble en el agua y, por lo tanto, en la sangre, y en consecuencia forma depósitos en los músculos y en las articulaciones, produciendo los dolores característicos del reumatismo gotoso.

Y puede ocurrir que una persona con artrosis por falta de magnesio consuma prótidos en exceso, con lo que sus dolores se agravan, ya que a los originados por el desgaste de cartílago que conducen al pinzamiento de los nervios padece además los originados por depósitos de cristalitos de uratos y ácido úrico en las articulaciones y los músculos.

A la inversa, cuando un individuo hace una dieta pobre en prótidos, entonces en la formación de colágenos y otras proteínas por su organismo faltan dos componentes esenciales: el magnesio y los aminoácidos.

Y de estos casos he encontrado bastantes. Personas con artrosis, a las que los médicos les han dicho que este problema es incurable, que los cartílagos desgastados no se pueden regenerar y que el problema es progresivo e irreversible, van a curanderos que les dicen que están cargados de ácido úrico y que sus dolores se deben fundamentalmente a esta causa. Entonces con una dieta predominantemente vegetariana mal equilibrada, su problema se agrava extraordinariamente.

En cambio, una dieta vegetariana bien estudiada puede conducir a mejorías, ya que en este tipo de alimentación se toman muchos frutos secos como almendras, avellana, dátiles, higos y orejones de albaricoque que son alimentos ricos en magnesio. También tiene mucho magnesio la soja, que ellos suelen consumir, los cereales integrales y la sal marina.

Pero a lo largo de mi trabajo he podido constatar que recomendando, además de estos alimentos citados, una dieta omnívora en la que entren la carne, pescado y la gelatina obtenida de la cocción de cabezas de huesos, el resultado es mucho más rápido y seguro.

Cantidades de magnesio en el cuerpo humano y reparto del mismo

El adulto tiene o debe tener de 21 a 24 gramos de magnesio en su cuerpo.

La mayor parte de este magnesio, el 99%, se encuentra en el interior celular, siendo por ello el magnesio junto con el potasio los cationes intracelulares, mientras que el calcio y sodio se encuentran fundamentalmente en los líquidos que bañan las células y en la sangre. La mayor parte del magnesio, un 70%, se encuentra en el tejido óseo, principalmente en la membrana que recubre los huesos o periostio.

El 29% está contenido en los tejidos blandos (músculos, tejido nervioso, vísceras) y un 1% se halla en el plasma, líquido cefalorraquídeo y secreciones digestivas.

Las necesidades diarias de este elemento son de unos 600 a 900 miligramos y se absorbe en el intestino delgado; esta absorción es bastante incompleta y representa solo alrededor de un tercio del magnesio que tomamos.

Su eliminación se hace por las heces, orina y sudor. En los excrementos, además de los 2/3 del magnesio no absorbido, sea cual sea la ración alimentaria, se encuentran entre 25 y 50 miligramos, procedentes de las secreciones digestivas.

En la orina se encuentra de 75 a 100 miligramos en 24 horas, pero esta eliminación disminuye considerablemente en caso de carencia de magnesio. De todos modos, como mínimo se eliminan 12 miligramos en 24 horas.

La pérdida sudoral no es importante en las regiones templadas, pero puede aumentar en ciertas condiciones: fiebre, esfuerzos prolongados, etc.

Actividad fisiológica del ion magnesio

Debido al papel que juega el magnesio en la bioquímica del organismo, y al que ya hemos hecho referencia a grandes rasgos, podemos ahora puntualizar que participa en el metabolismo de síntesis de los glúcidos, lípidos y prótidos, y en el equilibrio ácido-básico, en las oxo-reducciones y en el equilibrio hidroelectrolítico.

El magnesio, debido a su preponderante papel en la formación de proteínas, tiene una importancia de primer orden en la inmunorrespuesta del organismo, estimulando la fagocitosis en la formación de anticuerpos y en la reposición del cartílago y formación de proteínas que mantienen la viscosidad de líquido sinovial.

Estos dos últimos hechos, formación de colágeno para evitar el desgaste del cartílago y formación de proteínas que lubriquen las articulaciones, no son tenidos en cuenta corrientemente, y este enorme olvido hace que se consideren incurables la artrosis y ciertos tipos de artritismo, recomendándose tratamientos que palían los síntomas y olvidando buscar y tratar la causa.

Lo peor de este desconocimiento es que algunos de los medicamentos prescritos ocasionan graves perjuicios a muchas personas, entre las cuales me cuento yo misma, que desde los treinta y un años hasta los cincuenta y dos padecí artrosis, y aunque honradamente me decían los especialistas que los medicamentos recetados no iban a curármela, que solo evitaban el dolor y que los tomara con precaución, tuve graves problemas con los tratamientos recomendados, entre ellos la aparición de una diabetes, seguramente por la acción de un corticosteroide.

Repito, y aún volveré a insistir porque tiene una importancia capital en la evitación de grandes dolores y trastornos a la humanidad, que cuando la dieta hace un aporte equilibrado de proteínas y vitamina C, ante la presencia de una artrosis hay que pensar en la deficiencia crónica del magnesio.

En mi trabajo he observado además que cuando esta deficiencia es grave se presentan los síntomas de la deficiencia aguda, singularmente dolores en la región del corazón y taquicardias. En bastantes ocasiones, el paciente tiene también cálculos de oxalatos o cristales de oxalato cálcico en la orina y arteriosclerosis.

El magnesio posee también un papel antiestrés, antialérgico, antiinflamatorio, antitrombótico y cardioprotector, y es porque se necesita en la repolarización de las células, en la transmisión de la corriente nerviosa y en la relajación muscular.

Magnesio y calcio

A pesar de que tenemos unos 1 200 gramos de calcio, y solo 24 de magnesio, las necesidades cotidianas son casi las mismas de ambos elementos: este dato es una muestra de la importancia metabólica del magnesio. Cuando la relación Ca/mg se desequilibra a favor del calcio, hay una cantidad mayor de calcio iónico en la sangre, que ocasiona trastornos de muy diversa índole, pues además de la calcificación de las arterias que conduce a la arteriosclerosis, se calcifican los pulmones, los riñones, las válvulas del corazón, etc., dando síntomas de pérdida de memoria, de visión y transtornos en la audición cuando la arteriosclerosis afecta fundamentalmente a la cabeza.

La calcificación de los pulmones, de síntomas como de asma y la de los riñones, conduce a una insuficiencia renal, a la formación de cálculos de oxalatos y fosfatos en los mismos y a la aparición de cristalitos de oxalato cálcico en la orina.

Magnesio y potasio

El magnesio es el encargado de guardar el equilibrio del potencial eléctrico de membrana junto con las moléculas de ATP, manteniendo la elevada concentración del potasio en el interior celular, contribuyendo al equilibrio iónico necesario para la química correcta de la célula. Cuando se produce una despolarización en la membrana, penetra al interior celular sodio (muy abundante en los líquidos extracelulares) y salen sales de potasio. El correcto equilibrio se logra por la acción de la bomba de sodio accionada por el magnesio-ATP.

Desde hace unos años, el déficit magnésico se ha reconocido como responsable de un síndrome denominado «espasmofilia». Hoy está perfectamente aclarado el motivo y el que un déficit magnésico puede ser responsable de una insuficiencia de potasio celular y, en consecuencia, de ciertos tipos de tetania.

También está demostrado que además de los problemas ya descritos este déficit es la causa de:

a) Trastornos neurológicos y psíquicos como dolores de cabeza, vértigos, insomnios, lipotimias, fatiga visual y temblores en los párpados.
b) Trastornos digestivos con malas digestiones, calambres, colon doloroso, meteorismo y ciertas alergias. La falta de magnesio también conduce a un hígado perezoso y una vesícula hepática de contracciones lentas.
c) Trastornos cardiovasculares; variaciones del ritmo cardiaco (taquicardias), ciertos dolores cardiacos, perturbaciones vasomotoras periféricas, tromboflebitis repetidas e hipertensión.

Presten atención a ello; si una persona tiene tendencia a formar trombos, hay que pensar que puede presentar una deficiencia de magnesio. A este respecto existen varias ponencias presentadas en el II Simposium Mundial sobre el Magnesio: Durlach (Francia), Anderson (EE.UU.), Helbig (Alemania), Lehir y equipo (EE.UU.).

Asimismo, el tratamiento con magnesio y la supresión de grasas sólidas mejora la arteriosclerosis, problema que también se había considerado como irreversible.

Embarazo

Durante el mismo, las necesidades en magnesio son el doble de lo normal, y el triple hacia el final del embarazo. La deficiencia de este elemento conduce a los trastornos simpáticos de la gestación, como son los vómitos, contracciones dolorosas, los dolores de espalda, el insomnio, astenia, inquietud y los calambres en las extremidades.

Manifestaciones del déficit de magnesio en los niños

El organismo joven es de cuatro a cinco veces más ávido en magnesio que el del adulto, y los trastornos que una hipomagnesimia conlleva en los niños se traduce en:

Convulsiones sin pérdida de conocimiento, temblores, excitación, agitación, confusión mental, periodos depresivos, trastornos en el sueño, agresividad, y estos trastornos desembocan muchas veces en dificultades en el aprendizaje y convivencia escolar.

Además de los reseñados anteriormente, en el plan funcional aparece apatía, a veces opresión torácica, pereza, dolores abdominales y en las piernas.

Ciertos tipos de asma, faringitis y bronquitis repetidas pueden ser también consecuencia de un déficit de magnesio.

Magnesio y riñón. Sobrecarga de magnesio

Es rarísima, y en la práctica únicamente puede presentarse en un tratamiento *excesivo* con sales de magnesio en una persona con una insuficiencia renal no conocida.

El magnesio, igual que el sodio, se elimina con las heces, orina y sudor. Y es conveniente que se sepa que en la Clínica Neurológica del Hospital de Cochin de París, los doctores Thomas Desgrez y Monsaingeon han utilizado magnesio por su propiedad de evitar la formación de cristales de oxalato cálcico.

En un trabajo presentado en Canadá manifestaron que suministrando acetato de magnesio en la dosis de 60 miligramos/kilo se reduce la cristalización oxálica intrarrenal inducida en ratas, y en la dosis de 80 miligramos/kilo la litiasis experimental provocada prácticamente desaparece.

En el hombre, suministrando 300 miligramos de ión magnesio o más al día, han obtenido no solo un efecto estabilizador en la litiasis oxálica, sino también la parcial e incluso total desaparición de las piedras en algunos casos. Estos resultados han sido confirmados por sucesivos exámenes con rayos X.

Actualmente, el magnesio se utiliza no solo en forma de acetato, sino más corrientemente como carbonato, cloruro, óxido e hidróxido o cualquier preparado en el que el magnesio se encuentra en forma iónica.

Alimentos ricos en magnesio

Son el cacao, soja, almendras, avellanas, nueces, legumbres secas, higos secos, dátiles, cereales completos, quisquillas, orejones de albaricoque.

Con un contenido menor vienen los moluscos, crustáceos, pescados grasos, espinacas, quesos, plátanos, y son más pobres en este elemento las carnes y pescados, los huevos, leche, verduras y frutas.

Hay circunstancias que disminuyen la absorción del magnesio, que señalamos a continuación.

Los factores negativos dietéticos y de otro tipo para la absorción de magnesio son:

a) Un exceso de grasas en la alimentación.
b) El exceso de fósforo y de calcio.
c) Un régimen muy rico en proteínas.
d) Una dieta de adelgazamiento prolongada.
e) Cultivos con abonados ricos en potasio.

Tratamiento oral con magnesio

Cuando hay un déficit magnésico, se puede corregir suministrando 5 miligramos de ión magnésico por kilo de peso de la persona al día. Esto supone en un individuo de 60 kilos unos 300 miligramos de ión magnésico al día.

Esta dosis debe ser mayor en los niños, embarazadas o madres lactantes o en personas con una carencia crónica y aguda de este elemento.

No se debe dar a la vez fármacos que contengan calcio. Traducido esto a lo que está al alcance de la gente de la calle, consiste en tomar unos tres gramos al día de cloruro de magnesio cristalizado, cuando hay un déficit muy agudo, y dos gramos, en una carencia crónica no aguda. O bien, 2-2-2 = 6 comprimidos o 1-2-1 = 4.

Las personas con tendencia a ir sueltas de vientre deben tomar la dosis repartida en tres o cuatro veces en el día, para evitar un ideseable efecto laxante.

Si se tiene acidez gástrica, entonces se toman de 1 a 2 gramos diarios de carbonato magnésico, según sea el problema. También pueden tomar este compuesto los que tengan interés en hacerlo o darlo a los niños porque es insípido aún sin tener exceso de ácido; en este caso se toma con zumos de frutas, agua de limón, ensaladas o yogures.

También en los datos que me han llegado de los distintos congresos y estudios realizados sobre el magnesio en los años ochenta se están dando cantidades más altas de las que yo recomiendo en este capítulo, tanto para la disolución de los cálculos de oxalato cálcico en el riñón y para evitar nuevas formaciones, como en los problemas de osteoporosis, artrosis, ciertos trastornos neurológicos y, en general, en todos los casos en los que se recomienda tomar un suplemento de este mineral.

Baños de sal marina

El agua del mar en ciertas zonas del levante español es más rica en sales magnésicas que en otras partes del océano. Concretamente, las salinas del Mar Menor en Murcia dan una concentración de alrededor de un 1% de cloruro y sulfato magnésicos y, en cambio, no tienen metales pesados como plomo o mercurio; de ahí el extraordinario alivio que encuentran las personas con distintos tipos de reumatismo y artrosis con los baños que toman en aquella zona. El agua del mar es altamente beneficiosa para la artrosis, artritis y demás problemas relacionados con la deficiencia de magnesio, pero el frío es perjudicial.

Magnesio y artrosis

Cogiendo de nuevo el hilo de mi vida, desde que tuve mi cuarto hijo tuve ya dolores continuados de espalda (yo decía de «riñones»), de cabeza, de piernas, astenia, un cansancio que me aplastaba físicamente y estaba completamente abatida moralmente.

Todos estos síntomas se agravaron durante el siguiente embarazo y llegaron a un límite extremo cuando esperaba mi sexta hija.

Me pasaba la vida tumbada, incapaz de moverme, con dolores en todo el cuerpo y unos calambres tremendos en las piernas, sobre todo al despertarme por las mañanas. Tenía frecuentísimamente taquicardias y llegó un momento en que los dolores, la opresión y las molestias que sentía en la región del corazón hicieron pensar en una angina de pecho. Mi postración era tan grande que no pude bajar a la ciudad y vino el cardiólogo a casa para hacerme un electrocardiograma en la cama para dictaminar después que yo tenía bien el corazón.

Y sin embargo me sentía morir e incluso lo deseaba. Nadie me entendía; los familiares que no me veían con fiebre ni con una enfermedad definida no nodían hacerse cargo de lo mal que me encontraba.

Los médicos tampoco podían aliviar la situación por el simple hecho de que ellos no sabían la causa de mi postración.

A mi deficiencia crónica en magnesio, en los embarazos se unía una carencia aguda de este elemento que era el origen de todos mis males. Porque además estaba siempre resfriada, con faringitis (a la que soy muy propensa), y mis gripes me obligaban a pasar bastantes días en la cama.

La artrosis continuó empeorando, como he relatado en la primera parte del libro, a pesar de que mi régimen alimenticio, al menos en teoría, era muy equilibrado.

Afortunadamente, hoy puedo explicar el porqué hay tantísimas personas sufriendo un desgaste anormal de los cartílagos justo en una época en la que la alimentación, por regla general, es rica en proteínas entre las personas de los países llamados desarrollados.

Para que nuestro organismo forme prótidos necesitamos:

— Aminoácidos codificados por nuestro ADN que son suministrados por las proteínas de la dieta.

MAGNESIO Y ARTROSIS

— Magnesio en forma de complejos llamados de alta energía como ATP y GTP.
— Magnesio en forma iónica, concretamente en forma de cloruro.
— Y en caso de la formación de colágeno, que es la proteína más abundante en los cartílagos, vitamina C para formar los puentes de hidrógeno que ligará los tres hilos de los cordones que forman el colágeno.

Está claro que la mayoría de las personas de los países occidentales consumen las proteínas necesarias para una alimentación correcta y, en muchas ocasiones, incluso un exceso que no es bueno, pues conduce a la formación de ácido úrico y se llega al reumatismo gotoso.

Tampoco, por regla general, falta vitamina C, muy abundante en ciertas frutas como los cítricos, fresas, ciertas verduras, quivis, piña, etc.

El elemento indispensable en la formación de prótidos que está faltando en el hombre del mundo moderno y en algunos animales de granja es el magnesio.

En los hombres, en las mujeres, incluso en los jóvenes, la aparición de la artrosis es cada vez más frecuente y se manifiesta constantemente en personas de corta edad.

Los animales domésticos y de granja corren la misma suerte. En España los toros de lidia se caen; también sufren artrosis, e igual que a los humanos les fallan las rodillas.

Los pollos que comemos sangran; sus huesos son marrón-grisáceo, cuando hace unos cuarenta o cincuenta años a mí me gustaba mirar a la luz las irisaciones que hacía el periostio, es decir, la membrana blanca que los recubría. Entonces eran lisos, blancos, podríamos decir bonitos; ahora son porosos, oscuros, con zonas sanguinolentas.

Es muy interesante que todo el mundo sepa que en el II Simposio Mundial sobre el Magnesio que se celebró en Montreal en 1976, la señora E. M. Carlisle de la Universidad de los Ángeles, EE. UU., presentó un estudio sobre el contenido en magnesio de diversos tejidos del cuerpo humano, y en él se nos comunicaba que es el periostio, o sea la membrana que recubre el hueso, el tejido que tiene una mayor concentración en magnesio.

Este dato que cito es lo suficientemente elocuente para entender la razón de tanta artrosis y también el motivo del color gris-sanguinolento de los huesos de los pollos que comemos.

No solo yo me he curado la artrosis; todas las personas que toman una dieta equilibrada con vitaminas y minerales suficientes y no están medicándose con cortisona, dándoles entre 300-400 miligramos diarios de magnesio como suplemento por vía oral mejoran.

Lo primero que se siente es una liberación del agarrotamiento que se tiene en todo el cuerpo, principalmente en los hombros, brazos y manos.

Además, el levantarse por la mañana ya no resulta una heroicidad, pues el reposo nocturno permite despertarse descansado.

Se duerme mejor. Desaparecen las taquicardias, los dolores de falsa angina de pecho, los tics de los párpados y paulatinamente también van cediendo los dolores articulares y los vértigos en los que tienen afectada la región cervical. La sensación de angustia desaparece y el estado depresivo cede; uno se siente capaz de pensar, de trabajar, de moverse con facilidad y el panorama de la vida deja de ser sombrío.

A los cincuenta años de edad, la lubrificación de la articulación se consigue en unos dos años. Una mejoría muy satisfactoria, en unos cuatro-nueve meses, pero debe recordarse que la recuperación de los colágenos de huesos, cartílagos y tendones dura varios años, dependiendo de la gravedad del caso. Personalmente, tardé dos años en poder ir al patio de butacas del cine y mantener la cabeza erguida durante toda la sesión, pero yo estaba muy mal; en boca del médio que debía fijarme la región lumbar con un injerto de huesos de mi pierna, era ya «inoperable».

Como conozco el sufrimiento y los dolores de la artrosis, manifiesto con verdadera satisfacción y alegría que la artrosis es reversible, es decir, que el cartílago desgastado se puede regenerar en contra de la generalizada creencia de que este problema no tiene más solución que el alivio de los dolores con fármacos.

A veces me vienen a ver personas inteligentes que me razonan: ¿cómo antes, en los mayores, no veíamos estos trastornos? Para muchos de ellos la vida de trabajo había sido mucho más dura que para nosotros, y hace unos cincuenta años era rarísimo oír hablar de la artrosis. En cambio, en la actualidad, personas con veintitantos años e incluso más jóvenes tienen diagnosticado ya un proceso de desgaste de las articulaciones y discos intervertebrales.

Además, en una empresa de productos lácteos me razonaban: «Nunca en España las vacas han comido tanta proteína como en la actualidad y, sin embargo, nunca la cantidad de proteínas en la leche ha sido tan baja».

Yo respondo a ello. Vamos a repasar cómo los organismos vivos forman sus proteínas; estudiemos qué diferencia puede haber entre los alimentos que hay actualmente y los que comían nuestros mayores.

Tenemos a nuestra disposición los conocimientos de la biología molecular; los hombres de ciencia han descubierto el mecanismo de formación de proteínas por los seres vivos y sabemos incluso en qué estadios de la formación de los prótidos son necesarias altas concentraciones de magnesio en forma de complejos y en forma iónica para que esta biosíntesis tenga lugar.

Es más, se conoce concretamente que en la formación de colágeno fabricamos como tres tiras o cadenas polipeptídicas de aminoácidos encadenados, el procolágeno, y luego con ellas formamos una especie de cordón. Pues bien, para la constitución de este cordón en hélice sabemos que necesitamos vita-

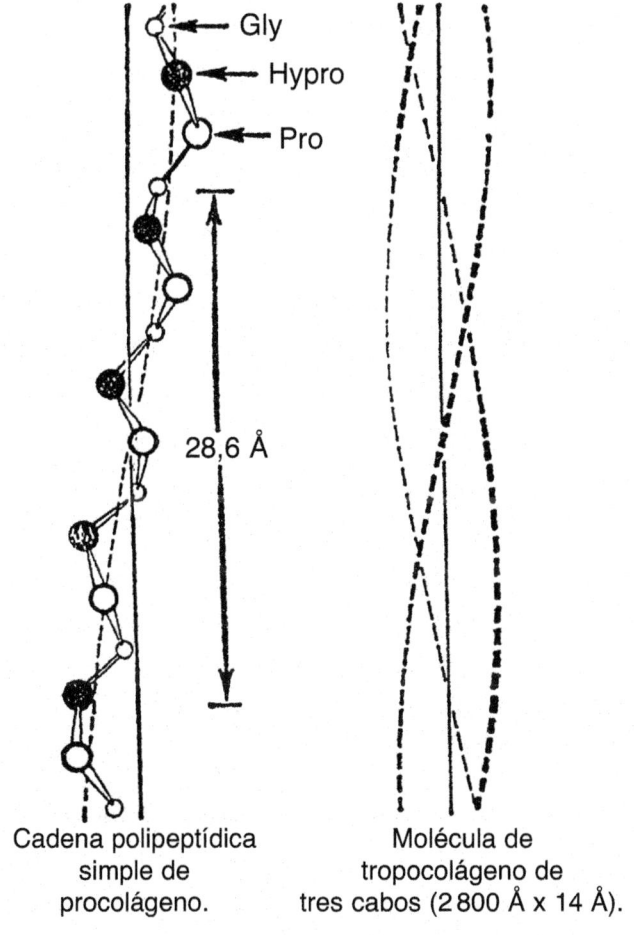

Cadena polipeptídica simple de procolágeno.

Molécula de tropocolágeno de tres cabos (2 800 Å x 14 Å).

Figs. 9 y 10.

mina C, que era lo que les faltaba a los antiguos marinos que enfermaban de escorbuto.

Les sangraban las encías y, además, tenían derrames en todo el cuerpo; lo que les sucedía es que, aun formando las cadenas polipeptídicas de procolágeno, es decir, las filas de aminoácidos unidos unos a otros, luego no podían formar el cordón, el colágeno, porque para unir los tres hilos tienen que actuar los enzimas llamados hidroxilasas, que requieren vitamina C.

Lo que ocurre hoy en día es que ya no podemos formar los llamémosle «hilos» que constituyen el cordón de colágeno porque falta magnesio ya para encadenar los aminoácidos y fabricar el tropocolágeno. A los «hilos» de aminoácidos algunos autores llaman procolágeno, y a los cordoncitos, tropocolágeno. Otros les llaman protocolágeno.

Cuando tuve conocimiento de cómo fabrica el colágeno nuestro organismo (y el de los animales superiores), siempre pensé que los atacados de escorbuto, si vivían meses o años, habían de tener artrosis. Esta presunción mía me la confirmó la lectura de un estudio de la enfermedad en un tratado, del que tomo textos, con descripciones antiguas de la misma y se lee cómo los pacientes tenían «artralgias» (dolores en las articulaciones, según el doctor James Lind, cirujano de la Marina Real inglesa en el siglo pasado). Ya Plinio el Viejo, al relatar la campaña de Germánico contra los priores de Holanda, explica que a los soldados, al cabo de dos años, «se les cayeron los dientes y las rodillas se les quedaron rígidas». Entonces lo atribuyeron al agua que bebían, cuando en realidad es que en aquella época en el norte de Europa debían ser muy escasas las frutas y verduras frescas y por ello presentaban una carencia de vitamina C.

Vemos cómo por motivos distintos puede fallar la formación de colágeno en los organismos superiores.

Otra causa de artrosis es una dieta pobre en proteínas. He conocido a personas que, creyendo que sus dolores procedían de un exceso de ácido úrico en la sangre, lo cual también es posible, en ocasiones sin haber comprobado con un análisis de sangre ese exceso, se han puesto a una dieta vegetariana desequilibrada, pobre en proteínas, con lo que la artrosis se ha agravado.

Es muy importante que la dieta sea completa y bien equilibrada en todos sus componentes. Una alimentación con exceso de proteínas puede conducir a la formación de depósitos de ácido úrico en los músculos y las articulaciones con lo que el dolor aumenta. Y evidentemente, aunque el problema de artrosis y ciertos reumatismos es de formación de proteínas por el cuerpo humano, no por tomar un exceso de este tipo de alimentos se arregla, ya que nosotros a partir de los aminoácidos hemos de formar nuestras propias proteínas, pero en esa fabricación, además de aminoácidos, intervienen el magnesio y, en el caso concreto del colágeno, la vitamina C.

Es necesario, además, que la ingestión de vitaminas del complejo B sea correcta y equilibrada (no excesiva tampoco), pues las vitaminas de este grupo participan en infinidad de sistemas enzimáticos de los seres vivos, y hay muchos trastornos achacables a una subcarencia de estas vitaminas que han disminuido su proporción en los alimentos refinados como harinas y azúcar blanco, y también porque, debido a los aditivos indeseables que llevan los piensos, cada vez se come menos hígado.

Concretando: la artrosis puede originarse por un déficit de proteínas, de vitamina C y de magnesio. Esta última causa es hoy día la más frecuente, y el problema se soluciona con una dieta equilibrada y un suministro de unos 2 a 3 gramos diarios de cloruro magnésico. Insisto en que, además, puede tomarse el magnesio en forma de comprimidos, de 3 a 6 diarios, o como carbonato, si se tiene acidez de estómago, o como lactato en polvo o en comprimidos. Se ingiere con las comidas, como hacemos con cualquier alimento.

También ha ocurrido que por temor al exceso de colesterol, se han disminuido e incluso suprimido los alimentos más ricos en fósforo, como los sesos y yemas de huevo. De ahí el interés que tiene el complementar la dieta con lecitina de soja para formar las moléculas fosforadas ATP y GTP.

En relación con la artrosis tiene interés científico la transcripción de un trozo de la historia del hombre en el que se estudia la vida de los humanos en el Paleolítico Inferior. En aquella época, debido a los rigores del clima —muy frío—, la vida era durísima y, según el libro, «el régimen dietético fue principalmente vegetariano y se basaba en la recolección de frutos silvestres». En otro párrafo se nos dice: «La gran enfermedad del Paleolítico fue la osteroartritis, y la máxima duración de la vida se situaba hacia los cuarenta años, siendo considerados viejos los individuos de treinta y cinco».

Se entiende, con lo explicado anteriormente, el porqué de los problemas óseos y de otro tipo que tenían los hombres del Paleolítico Inferior. Apenas tomaban proteínas, que son los alimentos a partir de los cuales formamos colágeno y otros componentes de los cartílagos y huesos.

Magnesio y arteriosclerosis

En experiencias realizadas por distintos investigadores estaounidenses y alemanes, presentadas en el II Simposio Mundial sobre el Magnesio, se dieron a conocer los problemas que una dieta deficiente en este elemento ocasiona en las arterias. A este respecto presentaron trabajos interesantísimos investigadores del N. Y. Medical Center, Universidad de Michigan, etc.

En efecto, al parecer, el magnesio impide la calcificación de los ateromas existentes.

Sabemos que hay una acción antagónica Mg-Ca, y a mi juicio una explicación a esta disminución de calcio iónico (calcio libre) de la sangre es que el magnesio influye en la formación de las proteínas transportadoras del calcio, el cual debe ser conducido englobado en estas moléculas hasta los huesos.

Si por falta de proteínas transportadoras aumenta la proporción de calcio iónico (podríamos llamarlo desnudo) en la sangre, este forma compuestos duros con los ácidos grasos y colesterol que tapizan las arterias, ya que este elemento forma sales insolubles con muchísimos ácidos inorgánicos y con los palmíticos y esteáricos constituyentes de las grasas e incluso con el grupo alcohòlico del colesterol.

Evidentemente, además hay que procurar no consumir grasas en exceso y preferir las insaturadas, o sea, los aceites, tanto más aconsejables cuanto más insaturados sean, es decir, cuanto mayor sea su proporción de ácido linoleico y linolénico; en la práctica son los más fluidos y menos viscosos.

Decimos que «una persona tiene la edad de sus arterias». Esto significa que un individuo se mantiene con sus facultades físicas y mentales si sus arterias son elásticas y no están obstruidas de tal modo que impidan el flujo correcto de la sangre hacia el cerebro, corazón y demás partes del cuerpo.

Sabemos que hay regiones aisladas en el mundo, en ciertas zonas de América, Rusia, Irán y Armenia en que sus habitantes son muy longevos y entre ellos prácticamente no se da la arteriosclerosis. Algunos médicos y dietistas atribuyen esto al pan de centeno y al yogur que consumen algunos de entre estos grupos de personas.

Yo digo: analicen los suelos y hallarán magnesio fácilmente asimilable por las plantas. Este hecho, que hace tiempo suponía, me lo afirmó el conocimiento de que el río Tigris es el más rico en este elemento entre los del mundo. Y más tarde la lectura de una ponencia sobre el cáncer de un médico de la antigua URSS, el doctor Kl. Bazikian, que afirma que las aguas y los suelos de ciertas zonas de Armenia son abundantes en magnesio.

En relación con los depósitos de lípidos que ocasionan la aterosclerosis, que luego al calcificarse darán lugar a la arteriosclerosis, hay que advertir —pues a veces veo que este hecho no se tiene en cuenta—, que no solo debe tenerse cuidado con la cantidad y calida de las grasas en la alimentación, sino que también debe reducirse el consumo de azúcares y féculas.

Gracias a los avances de la bioquímica sabemos cómo la glucosa llega en nuestro metabolismo a convertirse en ácido acético activado; pues bien, a partir del mismo, el cuerpo sintetiza ácidos grasos saturados (palmítico y esteárico) y colesterol. Por ello, a veces me encuentro con personas que tienen una tasa alta de colesterol y me explican que a pesar de seguir un tratamiento prescrito y un «régimen», no consiguen rebajarlo. A la pregunta mía de ¿toma usted mucha fruta, miel o mermeladas? Me suelen contestar que sí, que naturalmente, pues la dieta que se les ha recomendado es: verdura, fruta y carne y pescado a la plancha. En este régimen, que a muchos les resulta bastante aburrido —con razón—, le encuentran la compensación del «poder comer mucha fruta», pues en cierto modo se lo recomiendan. El resultado es que con la fruta toman mucho azúcar y a partir este, su organismo fabrica colesterol.

La arteriosclerosis también es reversible, es decir, se puede mejorar extraordinariamente tomando magnesio que desincrusta del calcio las arterias, disminuyendo (no suprimiendo) la ración de grasa y tomando únicamente aceites ricos en ácidos grasos poliinsaturados tales como el de cártamo, el de germen de maíz, el de granilla de uva, girasol y soja.

Conozco el caso de una anciana de ochenta y dos años que vivía postrada en la cama, inmóvil porque la arteriosclerosis le afectaba principalmente los centros motores del cerebro.

Esta pobre mujer se veía obligada a permanecer en el lecho hasta que sus hijas la llevaban a un sillón en el que permanecía sentada hasta que la devolvían a la cama.

A los pocos meses de tomar unos 400 miligramos diarios de magnesio, con la ayuda de dos bastones era capaz de andar sola por la casa.

Es normal ver que las personas que a partir de los cuarenta o cincuenta años han tomado habitualmente sales de magnesio, lleguen a la ancianidad con un andar elástico, joven, la mente clara y un vigor y energía que no son corrientes en las demás personas de su misma edad.

Después de los trabajos que cito al comienzo del capítulo, hemos sabido que para que se forme un ateroma es condición indispensable que se produzca una lesión o peladura en la íntima de un vaso.

Allí se forma un agregado de plaquetas y, si no se repara la pared, luego el ateroma.

Sabiendo la necesidad del magnesio en la reparación de cualquier tejido, entendemos que un déficit de este elemento conduzca con más facilidad a la arteriosclerosis.

Magnesio y sistema cardiovascular

El déficit magnésico se presenta en numerosas formas de espasmofilias cardiovasculares.

Los individuos afectados por estos trastornos son los llamados «falsos cardiacos», y presentan taquicardia, palpitaciones, dolores en la región cercana al corazón o lipotimias.

En otros se dan extrasístoles y una arritmia cardiaca que presenta fuertes palpitaciones seguidas de pausas.

Debemos tener en cuenta que el magnesio permite que el potasio vuelva dentro de la célula, como hemos dicho anteriormente, pues el Mg-ATP es parte esencial de la bomba electrogénica que permite el paso del potasio del exterior al interior celular a pesar de que la concentración de este elemento dentro es mucho mayor. Es decir, el magnesio es necesario para el llamado «transporte activo», o sea, con gasto de energía, en la renolarización de la membrana celular y, en consecuencia, en el funcionamiento del músculo cardiaco.

Magnesio e hipertensión arterial

El magnesio es indispensable en la relajación de las túnicas musculares de las arterias, y una subcarencia del mismo suele conducir a una hipertensión con la mínima acercándose a la máxima y que suele llamarse «hipertensión esencial».

Además, cuando la hipertensión es debida a un endurecimiento de las arterias porque estas se han calcificado, con la toma regular de unos 2-3 gramos diarios de cloruro magnésico se recobra la elasticidad de los vasos y disminuye la tensión.

Si la causa de la hipertensión es de tipo emocional, en muchos casos también se regula, pues el estrés provoca una pérdida de magnesio mayor de lo normal.

Las personas emotivas que tienen la mínima alta, además del magnesio pueden tomar melisa, con hierba Luisa y espino blanco en infusión, pues con ambos tratamientos a la vez se consiguen resultados altamente satisfactorios.

Magnesio y trombosis

Son muchos los trabajos que se han presentado sobre las propiedades antitrombóticas del magnesio. Durlach, del Centro de Estudio del Metabolismo Magnésico de Cochin, Francia; Anderson, de Toronto; Helbij, de Alemania; varios investigadores del New York Medical College..., entre otros, han realizado estudios y pruebas sobre la beneficiosa influencia del magnesio en la prevención de los infartos y lesiones arteriales. Una tendencia a padecer trombosis repetidas, en muchos casos está asociada a una deficiencia de magnesio.

Anderson afirmó en su trabajo además que los análisis realizados en las autopsias de las personas fallecidas víctimas de una ataque cardiaco mostraban unos valores de las concentraciones de magnesio en la sangre y músculos alrededor de un 22% más bajos que los correspondientes hallados en las personas muertas por una causa accidental.

Magnesio y espasmos coronario y cerebral. Infarto y ataques cerebrales

Hay muchas personas que sufren un infarto, y cuando se hace el correspondiente análisis de sangre, no se aprecia exceso de lípidos (colesterol y triglicéridos) y no hay diabetes. En los infartos que han conducido a muertes repentinas y se ha hecho la autopsia, en muchos casos estas son «mudas», es decir, no aparecían trombos ni ateromas que hayan podido obstaculizar el riego sanzuíneo. ¿Cuál es la causa de la falta de riego del corazón o del cerebro en estos casos? Espasmos. Espasmos en las arterias coronarias, cerebrales, incluso de las piernas y brazos o de los vasos que riegan el tórax.

Algunas de estas personas no solo sienten una punzada o malestar en el corazón sino que sienten una sensación extraña en todo el cuerpo que a veces va acompañada de calambres.

Corrientemente, los pacientes que han sufrido un infarto o un ataque cerebral por espasmos, si las arterias no estuvieron mucho tiempo cerradas, se recuperan bien, a diferencia de aquellos en los que la falta de riego se produjo por una obstrucción coronaria o cerebral originada por un trombo o un ateroma de líquidos.

En la revista *Magnesium*, de la Editorial Karger, correspondiente a los meses de marzo-abril de 1982, hay un trabajo presentado por H. Friedman, de la sección de Cardiología del Brooklyn Hospital de Nueva York, titulado «Espasmo coronario y su relación con la deficiencia de magnesio». También, y en ese mismo número, hay un trabajo de Kul Chadda y Neil Shultz, que trabajan en The Heart Institute del Long Island, Jewish-Hillside Medical Center, sobre «Deficiencia de magnesio y espasmo coronario: Papel en las muertes repentinas por fallo cardiaco».

Y en el número de mayo-diciembre de la misma revista aparecen varios estudios que se refieren al mismo tema y llegan a las mismas conclusiones, y un trabajo en el que se explica con datos que en Norteamérica la alimentación actual solo suministra la mitad del magnesio que se tornaba a principios de siglo.

Las personas interesadas en el tema pueden solicitar estas revistas a S. Karger AG, Postfach, CH-4009 Basilea (Suiza), pero tengan en cuenta que los trabajos más interesantes son los publicados entre 1982 y 1990.

Magnesio y diabetes

En las personas diabéticas corrientemente se presenta una pérdida excesiva de magnesio en la orina, «magnesuria», que conduce a un déficit de magnesio en la sangre o «hipomagnesemia».

Entre los trabajos presentados en el III Simposio Internacional sobre el Magnesio, celebrado en 1981 en Baden-Baden sobre el tema, destacan los de los japoneses de Osaka, Wada M., Fuji S., Takemura T. y equipo, los cuales presentaron un estudio realizado con 109 pacientes diabéticos y 33 sujetos sanos, y detallan que la tasa de magnesio reducida en el plasma y la excreción urinaria acrecentada era más elevada en el subgrupo de diabéticos mal controlados, cuyas tasas de azúcar en la sangre en ayunas eran superiores a 250 miligramos/litro y que las tasas reducidas de magnesio en el plasma sanguíneo y en los eritrocitos eran más marcadas en un grupo de pacientes con una retinopatía diabética proliferativa.

Según los autores, estos resultados sugieren que la perturbación del metabolismo del magnesio puede tener cierta relación con la aparición y el desarrollo de la retinopatía diabética.

En el mismo simposio, un grupo de médicos de la Universidad de Upsala, Suecia, los doctores Johannson, Danielson y un equipo presentaron en su trabajo las siguientes conclusiones: «El déficit magnésico observado en los diabéticos tratados en el curso de largo tiempo con insulina puede ser debido a una pérdida acrecentada de magnesio, secundaria a la acción osmótica de la glucosa urinaria».

A su vez un grupo de doctores de la Universidad de Copenhague, en sendos trabajos, concluyen: «La hipomagnesemia es un factor de riesgo complementario en el desarrollo y progresión de la retinopatia diabética».

En otro trabajo presentado por el mismo grupo de médicos se concluye con que «la reabsorción tubular neta de magnesio está reducida en los pacientes diabéticos en presencia de hiperglicemia, lo que entraña una pérdida superior a la normal de magnesio en la orina y un déficit de este elemento en el plasma».

Como ven, es la misma conclusión a que llegaron los médicos suecos de la Universidad de Upsala.

A tal punto se le concede importancia a este problema, que en el X Congreso Francés sobre el Magnesio, que se celebró en diciembre de 1982 en París, todos los trabajos versaban sobre el tema «Magnesio, diabetes y metabolismo de los hidratos de carbono».

Los editores de estos trabajos son Durlach, del Hospital Cochin de París, y Burton M. Altura, en Brooklyn, Nueva York, a los que deben dirigirse los médicos interesados en estos estudios.

Magnesio y litiasis renal

Según experiencias realizadas en Francia, con una dieta privada de magnesio se desarrolla en los animales de experimentación una nefrocalcinosis (depósitos de calcio en los riñones), caracterizada por la acumulación de fosfatos de calcio en los lisosomas, en el citoplasma de las células renales y en la luz de los tubos.

En el hombre, corrientemente se da en los casos de litiasis renal (piedras en los riñones) un desequilibrio en la relación calcio/magnesio en la orina.

En el caso de formaciones de oxalatos, la relación calcio/magnesio se eleva en un 2,6 como media, elevación que da una idea del aumento de calcio en la orina.

Resumiendo, podemos decir que experimentalmente, realizando trabajos con ratas, sabemos que un déficit de magnesio provoca la formación de fosfatos en los riñones y que especialistas de distintos países asocian la formación de cálculos de oxalatos en el hombre con el déficit magnésico.

Distintos investigadores preconizan una terapéutica magnésica en el caso de litiasis mixta oxalofosfática o en los casos de formación de fosfatos sin infección urinaria.

Sobre esta cuestión se presentaron ponencias en Montreal por el doctor Rapado, de España, que había tratado dos casos de calcificación de los riñones en pacientes con deficiencia de magnesio. La terapia con óxido de magnesio realizada con los enfermos ingresados en su clínica restableció la normalidad en los desórdenes que presentaban.

J. Thomas, E. Thomas, P. Desgrez y A. Monsaigneon, del Hospital Cochin de París, han hecho estudios in vitro de cómo un tratamiento magnésico inhibe la cristalización del oxalato cálcico y reduce litiasis oxálicas experimentales.

En el hombre, utilizando unos 300 miligramos diarios de magnesio en forma de acetato, se ha obtenido la parcial o total desaparición de los cálculos de oxalatos. Los resultados fueron confirmados por sucesivos exámenes con rayos X.

Ahora bien, cuando lo que sucede es que se tiene una precipitación fosfática en el riñón secundaria, o sea, subsiguiente a una infección urinaria, lo cual suele ocurrir muy frecuentemente en la precipitación fosfática con forma coraliforme, un aporte suplementario de magnesio en grandes cantidades puede facilitar la formación de fosfato-amónico-magnésico.

Resumiendo esto, podemos decirque debe evitarse una terapéutica magnesiana *sobre todo en fuertes dosis,* en los pacientes con piedras en un riñón con infección y se preconiza un tratamiento magnésico en la formación de cálculos de oxalatos y fosfatos sin infección.

De hecho, en las personas (muy pocas) en las que se produce una precipitación de fosfato amónico magnésico hay que vigilar en primera instancia la infección renal y tratarla. Si hay problemas de este tipo, aun con déficit de magnesio en la sangre, se formarán esta clase de cálculos. He conocido un caso de una persona con precipitación de fosfato amónico magnésico y fosfato cálcico con frecuentes infecciones renales. Tenía análisis muy completos y su tasa de magnesio en la sangre, según los datos que me presentó, era de 1,7 miligramos % cuando lo normal son 2,3-2,5 %. Además, su relación Ca/Mg en la orina era 3 cuando debe ser inferior a 2. En ese caso el déficit de magnesio no le permite vencer con facilidad los primeros estadios de la infección, y la invasión bacteriana no dominada es un factor de gran importancia en la presencia de amoniaco en el riñón. Es decir, se le producen fermentaciones de la orina en los riñones debidas a la acción microbiana, y aun teniendo una tasa muy baja de magnesio en la sangre, debido a la formación de amoniaco renal, se precipita fosfato amónico-magnésico, que casi es la única sal insoluble de este elemento.

Sin embargo, una persona con una deficiencia magnésica no está en condiciones de rechazar la infección en los primeros estadios de la misma, entonces estamos ante un dilema. ¿Damos magnesio a esta persona en dosis muy repartidas para que su tasa sea la deseable en la sangre, ya que este es un factor de tanta importancia en la inmunorrespuesta, junto con las proteínas de la dieta, o no? Creo que en este caso fundamental hacer un análisis de la tasa de magnesio en la sangre y en la orina y que los investigadores hagan estudios sobre animales y los resultados los trasladen sobre personas que puedan estar muy supervisadas y controladas.

En la actualidad, en la utilización de sales de magnesio para disolver y prevenir la formación de cálculos, estas se dan en forma tanto de carbonato como cloruro, lactato, óxido o hidróxido.

Magnesio y diuréticos

En los tratamientos prolongados con diuréticos suele sobrevenir un déficit magnésico además del potásico.

Sistema digestivo y déficit magnésico

Provocando experimentalmente una carencia en este elemento se ha constatado la importancia fisiológica del magnesio, pues se provocan:

- Lesiones gástricas.
- Rarefacción de las células de las mucosas superficiales que pueden conducir a la formación de úlceras.
- Lesiones intestinales.
- Reducción de la actividad de las células de la mucosa, debilitándose esta, teniendo propensión a problemas inflamatorios y ulcerosos.
- Lesiones hepáticas.
- Necrosis focales en las células hepáticas y vasodilatación.

El aporte de dosis «fisiológicas» de magnesio corrige estas alteraciones que son reversibles.

Los síntomas que presentan las personas con estos problemas son vagos y poco específicos:

- Malas digestiones.
- Calambres en la boca del estómago.
- Flatulencia.
- Dolores de colon y dificultad funcional del mismo.
- Meteorismo.
- Alternativas de diarrea y estreñimiento.
- Dolores de cabeza de tipo migraña producidos por perturbaciones biliares.

Déficit magnésico y vulnerabilidad frente a las infecciones

En las distintas sesiones de trabajo en que se han presentado estudios sobre el tema se ha visto una estrecha relación entre el magnesio, la actividad de los glóbulos blancos y la formación de anticuerpos.

Aquí es interesante recordar que tanto los glóbulos blancos (que nos defienden de la infección) como los anticuerpos son proteínas. Les recuerdo lo dicho en páginas anteriores sobre la formación de proteínas; para la fabricación de estos compuestos por nuestro organismo (y el de los animales) es indispensable que la dieta suministre aminoácidos (que son los constituyentes de las proteínas) y además es necesaria en el interior celular una concentración 0,02 molar de magnesio en forma de complejos de alta energía (ATP, GTP) y una concentración de 0,01 molar de cloruro magnésico para que las dos subunidades ribosómicas permanezcan unidas durante la síntesis proteica.

Como se ha producido una deficiencia de este elemento en la dieta de muchísimas personas de los países que hace años utilizan el abonado artificial o químico, sus defensas se han debilitado y no tienen resistencia natural frente a las infacciones.

A pesar de que este problema está paliado por los avances de la quimioterapia y de las vacunaciones, es fácil darnos cuenta de que enfermedades que antiguamente eran epidémicas, tales como la gripe, se han convertido en endémicas, y en la prensa hemos leído cómo esta enfermedad y los resfriados son causa de la pérdida de millones de horas de trabajo.

En España vemos la frecuencia con que se empezó a presentar la fiebre aftosa en el ganado, problema que se ha neutralizado en parte con la vacunación regular de los animales.

También son muy frecuentes las diarreas en los terneros y una multitud de enfermedades infecciosas que crean problemas que se van solventando a base de fármacos y antibióticos, cuando lo ideal es que la sanidad en el ganado sea debida a la pronta respuesta de su sistema defensivo a la iniciación de los ataques por virus y bacterias.

El magnesio y la mujer

El magnesio sigue las fluctuaciones normales cíclicas de la mujer.

— Los estrógenos (hormonas femeninas) disminuyen su concentración.
— Los andrógenos (hormonas masculinas) lo aumentan.
— El aporte de hormonas en forma de medicamentos tiene los mismos efectos sobre la tasa de magnesio que las hormonas corporales.

Esto es particularmente importante en el tratamiento con contraceptivos orales («la píldora») que bajan la tasa del magnesio.

Además, en el embarazo se aumentan las necesidades en magnesio:

a) Para la formación de los tejidos del feto que absorben el magnesio del que posee la madre.
b) Para la constitución de las reservas magnésicas del hijo antes del último trimestre.
c) Para reponer el magnesio que pueda perderse en los vómitos.
d) Cuando se toman cantidades importantes de calcio, que es unión antagónico para la absorción del magnesio.

También es corriente seguir en el embarazo un régimen hipocalórico para evitar un aumento excesivo de peso, eliminando alimentos como almendras, chocolates, frutos secos, etc., que precisamente con la soja son los alimentos más ricos en magnesio.

En el último trimestre del embarazo las necesidades del ion-Mg son de 15 miligramos/kilo/día, y, si se presenta una falta de este elemento, los síntomas de su carencia suelen ser:

— Vómitos que continúan después del primer trimestre.
— Dolores musculares.
— Calambres musculares.
— Dolor ciático.
— Contracciones dolorosas del útero anticipadas a la fecha del parto.

Fuera del embarazo, el déficit magnésico puede manifestarse en forma de:

— Dolores internos en las regiones lumbar y pelviana.
— Obturación espasmódica de las trompas.
— El síndrome premenstrual, es decir, irritabilidad, nerviosismo o apatía en otros casos, acumulación de líquido en el organismo y sensación de tensión en los pechos.

En el tratamiento con contraceptivos orales se sabe que aumenta el riesgo de trombosis; este problema parece que es debido a un trastorno de las plaquetas originado por la disminución de magnesio en la sangre a causa de los estrógenos.

Magnesio y alergia

En estudios hechos sobre personas que tienen problemas de alergia se ha visto que un 40% de los sujetos presentan un déficit magnésico. Según J. L. Parrot, la magnesoterapia da a veces resultados espectaculares, singularmente en los casos de rinitis alérgicas y ciertos tipos de bronquitis.

Magnesio y cáncer

Transcribo el extracto de la ponencia que el doctor K. L. Bazikian, del Instituto de Roentgenología y Oncología del Ministerio de Sanidad de la República de Armenia, presentó en el I Simposio sobre el Magnesio, celebrado en Vittel el año 1974.

El trabajo está basado en un minucioso análisis científico concerniente a las diversas formas de 24557 tumores malignos y en particular de casos de cáncer de estómago inscritos en los hospitales oncológicos de la república de Armenia.

Estos estudios, que han sido realizados en colaboración con geólogos y agrónomos, demuestran que el suelo, el agua potable y el agua de irrigación de Armenia son abundantes en sales de magnesio. En el lago Sevan, cuyas aguas riegan el 30% de los suelos de la República, la salinidad en magnesio alcanza los 60 miligramos por litro de agua. El lago Sevan es uno de los tres lagos magnésicos del mundo (como el Issyk-Kul, en Rusia, y el Balatón, en Hungría).

Como suponía el autor, se ha demostrado que en las regiones donde el número de cánceres de estómago es alto, el suelo y el agua potable contienen pequeña cantidad de sales de magnesio (hasta 27 miligramos de magnesio en 1 kg de suelo y 15 mg en cada litro de agua potable), y al contrario, en las regiones en que la tasa de enfermos de cáncer es baja, el dsuelo y el agua son ricos en sales magnésicas (55 miligramos en un kilo de suelo y 40 miligramos en un litro de agua).

Por un estudio experimental efectuado en el Laboratorio Terapéutico de Tumores Malignos y de Medicina Experimental del Instituto Oncológico de Leningrado, hemos aclarado la influencia antitumoral de las sales de magnesio. Los resultados han demostrado que administrando a las ratas cada día, 60 miligramos de cloruro magnésico, durante 30-50 días después de la primera lubrificación por agentes cancerígenos (9,10 dimetil, 1,2 benzantraceno disuelto al 0,1% en benzol), la morbilidad cancerosa disminuye al 30%.

Cuando los animales aceptan las sales de magnesio siete días antes de la lubrificación, la posibilidad de aparición de tumores ha disminuido en un 49%.

La introducción del cloruro de magnesio provoca también un efecto positivo en el caso de impedir tumores subcutáneos. Extraordinarios resultados se han obtenido en el grupo de ratas que han recibido magnesio durante toda la duración del experimento (200 días). Únicamente aparecieron tumores en un

33% de los animales, mientras que se tuvieron 83% en el grupo de control.

Habiendo constatado además que el cloruro magnésico ha disminuido el efecto tóxico de dos fármacos fuertes (DMBA, DBA), hemos empleado esta propiedad para disminuir la toxicidad de la ciclofosfamida, antitumoral bien conocida. Hemos hecho cinco grupos de experiencias con 212 ratas. Los resultados de estas experiencias demuestran que las ratas han tolerado mejor el producto, incluso en el caso en que el preparado se les ha suministrado en dosis tóxicas. Por otra parte, el magnesio no influye sobre las propiedades antitumorales de la ciclofosfamida.

Dos años después, en el II Simposio sobre el Magnesio celebrado el año 1976 en Montreal, G. M. Hass, Patrice Mc. Creari y Grant Laing, de Chicago, presentaron una ponencia en la que explicaban que ratas tratadas con una dieta que tenía una gran deficiencia de magnesio, entre las 6 y 24 semanas, el 21% de los animales desarrollaban un linfoma maligno mortal que apareció primeramente en el timo antes de su diseminación.

En los animales que continuaron sometidos a una severa deficiencia de magnesio, entre las 24 y 60 semanas, en un 5% de los animales apareció una leucemia mieloide que les causó la muerte. El linforma y la leucemia no aparecieron en las ratas control.

Estos investigadores llegaron a la conclusión de que el magnesio es un factor extrínseco requerido por los mecanismos genéticos para la regulación, producción y maduración de los leucocitos.

Por su parte, en este mismo simposio, Julián Aleksandrorvickz, de la Academia de Medicina de Cracovia, Polonia, presentó un estudio realizado sobre humanos y bovinos. En el extracto de la ponencia dice textualmente: «En Polonia, las leucemias son significativamente más frecuentes en las regiones que tienen una tasa baja de magnesio en el suelo».

La explicación que yo encuentro a los hechos reseñados es la que a continuación expongo.

Muchos tipos de cáncer se caracterizan por la formación y multiplicación de las células llamadas atípicas, es decir, distintas de las otras que forman el organismo humano; estas células han perdido sus propiedades específicas de tejido y órgano, formando tumores que con la linfa o con la sangre pueden ser llevadas a otras partes del cuerpo, donde siguen multiplicándose y originando nuevos tumores.

El hecho de que estas células, al reproducirse, creen otras que sigan siendo distintas a las originales, que —digámoslo así— eran las buenas, y continúan creándose células cancerígenas, o sea, atípicas, indica que se ha producido en ellas una modificación profunda que afecta al código genético de las mismas. Se ha originado una perturbación en el ADN.

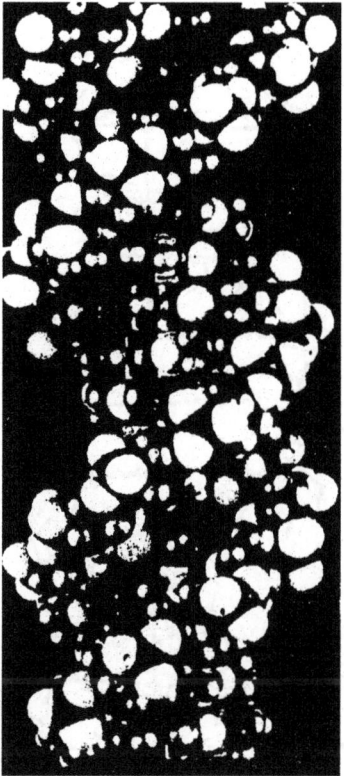

Fig. 11. *ADN. Modelo bolas.*

Es imposible entender bien lo que es el cáncer sin tener una idea de cómo es el ADN y las causas que pueden originar mutaciones (cambios) en el mismo; por ello considero que se debe explicar aquí la estructura y composición del ácido desoxirribonucleico. En ocasiones lo verán escrito como DNA que es como se cita en inglés (Desoxiribo Nucleic Acid). Wat-

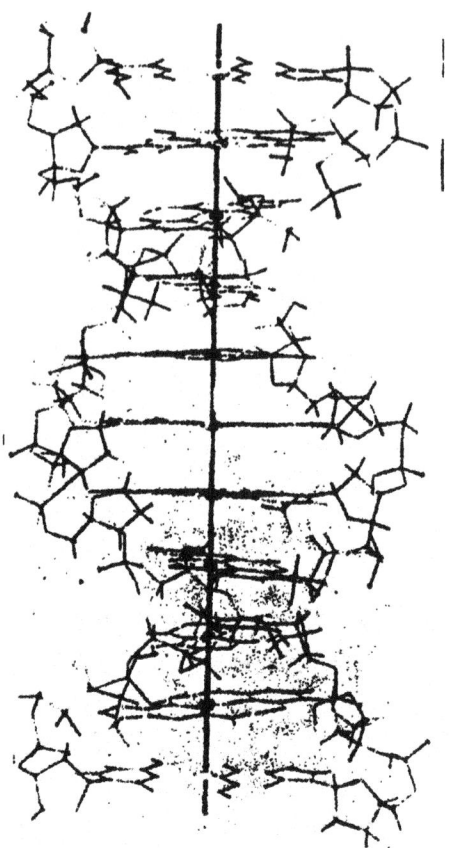

Fig. 12. *ADN. Modelo varillas.*

son y Crick idearon un modelo para la estructura del mismo que luego ha sido confirmada y según la cual está formado por dos cadenas o hebras integradas por nucleóticos que se arrollan formando una espiral o doble hélice. Cada 10 nucleótidos forman una vuelta completa. Cuando se separan las dos hebras, por ejemplo, si vamos a formar ARN mensajero en la formación de proteínas, o cuando se reproduce la célula y se reduplica el ADN, tienen que desenrollarse las espiras.

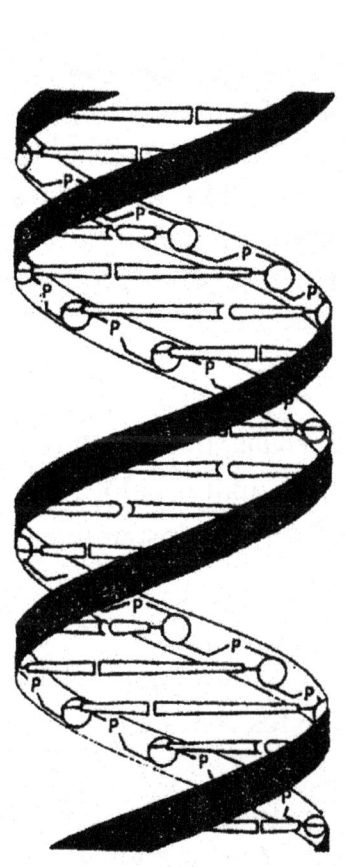

Fig. 13. *ADN. Su constitución.*

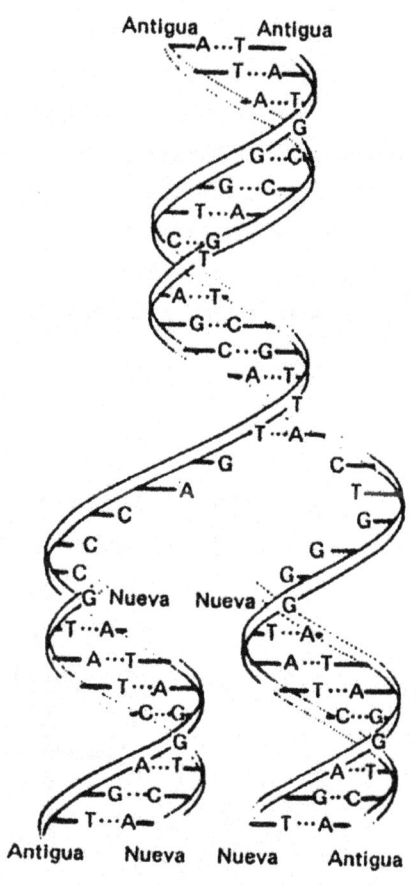

Fig. 14. *Reduplicación del ADN para formar una célula hija.*

Podemos decir que el ADN está normalmente enrollado, pero por la acción de ciertos enzimas se desenrolla. Los nucleótidos o eslabones de las cadenas del ADN están formados por ciertas bases (púricas y pirimídicas), un azúcar de cinco átomos de carbono —la desoxirribosa— y grupos fosfato que son los que encadenan unos nucleótidos con otros.

Las bases situadas en las dos cadenas a la misma altura se unen unas a otras por unas ligazones relativamente fáciles de romper que se llaman «puentes de hidrógeno», y si la base de una de las hebras es una purina, en la de enfrente tiene una pirimidina. Concretamente, siempre se emparejan así:

— Adenina-Timina.
— Guanina-Citosina.

Tres pares de bases constituyen un *codón,* que se denomina así porque codifican un determinado aminoácido. La secuencia de codones que especifica el orden de los aminoácidos de la cadena polipeptídica de una proteína determinada es un *gen* o *cistrón.*

Todas las células del organismo tienen la misma cantidad de ADN*, y sin embargo la mayor parte de los genes están repri-

---

* A excepción de las sexuales, que solo tienen la mitad, para que al conjugarse y formar el huevo este tenga la mitad del código genético procedente del padre y la otra mitad de la madre.

midos, expresándose ciertos genes en unas clases de células y no en otras, y a la inversa. Así, las proteínas que forman las células hepáticas son distintas de las de las células musculares, óseas, etc. Parece ser que son las «histonas» proteínas que abundan en el ADN muy ricas en aminoácidos con cargas positivas las que bloquean los genes que no deben expresarse y luego son ciertos enzimas u hormonas los que provocan la desrepresión de los genes, permitiendo la formación de proteínas.

Simplificando, podríamos decir que la represión del genoma es la norma y la expresión de los genes, en cambio necesita un mecanismo químico para que tenga lugar.

Cuando el ADN se replica, es decir, se duplica para formar una célula hija, se desenrosca, y enfrente de los nucleótidos que han quedado desemparejados se colocan unos nuevos que hay sueltos en el interior de la célula, acoplándose siempre como hemos dicho: A-T y G-C. Entonces, frente a las dos cadenas viejas o antiguas, se colocan otras nuevas que se van formando por la unión de las bases complementarias de la cadena antigua que tienen enfrente. (Deben saber que para este encadenamiento de nucleótidos para formar la hebra nueva hace falta magnesio). (Véase la fig. 15, pág. 162.)

Mientras el ADN de las células de una persona no ha sufrido cambios, el de las células hijas es idéntico al de las madres.

Ahora bien, hemos dicho que el emparejamiento de las bases de las dos cadenas se hace mediante «puentes de hidrógeno», que son unas ligazones bastante débiles, y puede suceder, y de hecho ocurre, que llegan al interior celular ciertas sustancias, como algunos colorantes, nitrosaminas, aminas aromáticas, incluso algunos fármacos, etc., que tengan una mayor afinidad química hacia estas bases del ADN que las que tienen las purinas y pirimidinas entre sí; entonces, estos compuestos se unen covalentemente, esto es, con una unión más estable, a ciertas bases del ADN, colocándose como un intruso entre dos bases, uniéndose fuertemente a una de ellas y dejándola bloqueada e incapaz de emparejarse con la correspondiente base complementaria cuando se tiene que formar una cadena de ADN que utilizará como patrón esa que ha sido modificada. (Véase la lista «Con ellos viene el cáncer», pag. 164, que no es completa pero da una idea de las sustancias capaces de inducir mutaciones en el código genético.)

Este ADN, que ha reaccionado en mayor o menor número de eslabones con esa sustancia cancerígena, está cambiado, ha sufrido una mutación y, como las uniones covalentes son uniones fuertes, queda la hebra que las ha tenido diferente de cómo era.

Pero nuestro organismo tiene medios de defensa contra esa agresión a la integridad de nuestro código genético. Tenemos un sistema enzimático capaz de detectar que se ha producido una mutación en el mismo, y siempre que la modificación afecte a una sola de las hebras y tengamos una de las primitivas buena, servirá de patrón para rehacer la lesionada, gracias a que emparejamos de nuevo las bases como siempre deben estar, A-T y G-C.

Para reparar estas lesiones, que se cree que ocurren muy frecuentemente, tenemos una endonucleasa, enzima que romperá los enlaces entre nucleótidos a ambos lados de la base que ha quedado bloqueada por haber reaccionado con la sustancia cancerígena; la ruptura de la cadena modificada se hace uno o dos nucleótidos más allá del que ha sufrido la mutación. Luego interviene el enzima denominado ADN-polimerasa, que tiene la cualidad de poder unir nucleótidos y formar una hebra nueva, copia de la antigua que ha sufrido la lesión, naturalmente siempre que tenga el patrón de la otra hebra primitiva que no ha sufrido modificación. Y este enzima necesita magnesio para poder encadenar unos nucleótidos con otros, según se puede comprobar en una bioquímica moderna. Después de tener formado de nuevo el trozo de cadena que separó la endonucleasa por llevar una lesión, hay otro enzima, llamado ADN-ligasa, que unirá la parte nueva, recién formada, a los nucleótidos de su hebra, quedando esta tal cual era, manteniéndose así la integridad de nuestro código genético.

Tanto la ADN-polimerasa como la ADN-ligasa necesitan determinadas concentraciones de magnesio para poder actuar.

Nuestro ADN tiene millones y millones de bases correspondientes a los respectivos nucleótidos o eslabones que lo

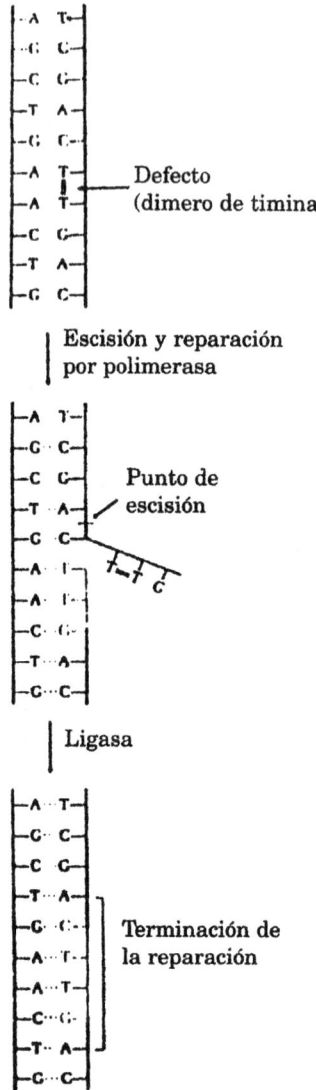

Fig. 15. *Reparación del ADN.*

forman, y ocurre que en una misma hebra puede haber dos o tres o más nucleótidos seguidos que lleven la misma base. Pues bien, ocurre a veces que no es una sustancia química la que provoca la modificación de las bases, sino la energía radiante: los rayos ultravioletas, los rayos X o la radiación de las reacciones nucleares que son que capaces de provocar reacciones químicas entre dos bases contiguas de la misma hebra (véase fig. 19, pág. 209).

Concretamente, es muy frecuente la dimerización de la timida que es la formación de un dímero timina-timina entre dos bases contiguas en la misma hebra. Ello puede suceder por la exposición excesiva a la luz solar, o la acción de los rayos X o por la radiación procedente de los núcleos de los elementos radiactivos. Recordemos que han muerto víctimas de un cáncer muchos investigadores atómicos y médicos radiólogos, hasta que se tomaron medidas para evitar que estos estuvieran sometidos a un exceso de radiación con el uso de delantales de plomo y guantes de goma y plomo. También entre los pescadores y personas que hacen una vida que les obliga a estar expuestos demasiado a la luz solar, es frecuente el cáncer de piel y labios. Sin embargo, no siempre que se produce una mutación en los genes se origina el cáncer, ya que estas lesiones se reparan según el esquema anteriormente expuesto.

También hay virus que pueden insertar un trozo de su ADN en nuestros genes, modificándolos. Es más, hay virus

CON ELLOS VIENE EL CÁNCER

Sustancias químicas o procedimientos industriales*	Principal modo de exposición	Órganos atacados en la persona	Principal vía de exposición
1. Aflatoxinas	Medioambiental profesional	Hígado	Bucal, inhalación
2. Amianto	Profesional	Pulmón, cavidad pleural, aparato gastrointestinal	inhalación, bucal
3. Amino-4-befenilo	Profesional	Vejiga	Inhalación, cutánea, bucal
4. Arsénico (derivados)	Profesional medicamentosa y medioambiental	Piel, pulmón, hígado	Inhalación, bucal, cutánea
5. Auramina (fabricación de...)	Profesional	Vejiga	Inhalación, cutánea, bucal
6. Benceno	Profesional	Sistema hematopiético vejiga	Inhalación, cutánea
7. Bencedina	Profesional	Vejiga	Inhalación, cutánea, bucal
8. N, N-Bis (cloro 2 etilo naftilamino-2)	Medicamentosa	Vejiga	Bucal
9. Bis (clorometilo) éter	Profesional	Pulmón	Inhalación
10. Cadmio (industrias que lo utilizan. Óxido de cadmio, quizá)	Profesional	Próstata, pulmón	Inhalación, bucal
11. Cloramfenicol	Medicamentosa	Sistema hematopiético	Bucal, inyección
12. Clorometilo metilo éter (quizá asociado al bis [clorometilo éter])	Profesional	Pulmón	Inhalación

13. Cromo (industrias productoras de cromatos)	Profesional	Pulmón, cavidades nasales	Inhalación
14. Ciclofosfamida	Medicamentosa	Vejiga	Bucal, inyección
15. Dietiletilboestrol	Medicamentosa	Útero, vagina	Bucal
16. Gas mostaza	Profesional	Pulmón, laringe	Inhalación
17. Harmatita (extracción) (¿radón?)	Profesional	Pulmón	Inhalación
18. Aceite isopropílico	Profesional	Cavidad nasal, laringe	Inhalación
19. Melfalan	Medicamentosa	Sistema hematopiético	Bucal, inyección
20. Naftilamina-2	Profesional	Vejiga	Inhalación, cutánea, bucal
21. Niquel (refinería)	Profesional	Cavidad nasal, pulmón	Inhalación
22. Oximetolona	Medicamentosa	Hígado	Bucal
23. Fenacetina	Medicamentosa	Riñón	Bucal
24. Fenitoína	Medicamentosa	Tejidos linforreticulares	Bucal, inyección
25. Hollín, alquitranes y aceites	Profesional medioambiental	Pulmón, piel, escroto	Inhalación, cutánea
26. Vinilo (cloruro de)	Profesional	Hígado, cerebro y pulmón	Inhalación, cutánea

* Fuente: Centre International de Recherches sur le Cáncer.
En España, ninguno de los productos está prohibido.
Además: amianto, alquitranes y humos, estilbestrol, cloruro de vinilo, nitritos, bromo, boro, nitrosaminas y aminas aromáticas, benzopireno, etc.

ARN, es decir, aquellos cuyo código genético está formado por ácido ribonucleico, capaces de producir modificaciones en nuestro ADN. Ello es posible gracias a la «transcriptasa inversa», hallada hace poco y que valió el premio Nobel a sus descubridores, que es un enzima que permite que la información fluya del ARN al ADN, cuando lo normal es que ocurra siempre así ADN-ARN. Los cánceres atribuibles a virus parece que son un 10% de los que se producen.

Aún puede haber otra causa capaz de originar roturas y, en consecuencia, cambio en el ADN. Esta es un enorme molécula que se enrolla y desenrolla gracias a su flexibilidad, y el origen de esta capacidad de plegarse, desplegarse y separarse sus dos cadenas viene dado por la neutralización con cargas positivas de los grupos fosfatos negativos, que están dirigidos hacia el exterior de la molécula, al contrario que las bases púricas y pirimídicas, que se sitúan en la parte interior de la misma.

Recordemos de nuevo que nuestro código genético es como un cordón formado por hilos paralelos unidos entre sí por unas bases que forman en cierto modo como los peldaños de una escalera, peldaños que se abren y separan siempre que el ADN debe formar proteínas o una célula hija, es decir, en lo que científicamente se le llama transcripción para formar el mensajero ARN y en la réplica o reduplicación para formar una célula hija (véase figura 4, pág. 46). Pues bien, los grupos fosfatos, que miran hacia fuera, en los líquidos biológicos están ionizados totalmente, o sea, tienen cargas negativas, las cuales están neutralizadas por unas proteínas llamadas «histomas», ciertas aminas y por los elementos metálicos divalentes que hay en la célula, es decir, por iones Mg^{++} y Ca^{++}. Ahora bien, el calcio es un mineral que fundamentalmente se encuentra en los líquidos intercelulares como son el cefalorraquídeo, plasma intersticial y sangre. Por ello podemos afirmar que el elemento metálico que principalmente neutraliza los grupos fosfato es el magnesio.

Cuando el código genético o ADN se desenrosca para replicarse o para formar el mensajero, lo hace a la velocidad de 10 000 vueltas por minuto, y si sus grupos fosfato no estuvieran convenientemente neutralizados, habría secuencias rígidas y al desenrollarse podrían producirse repulsiones eléctricas al aproximarse cargas del mismo signo, que serían en este caso negativas.

Por eso, a mi juicio, una concentración adecuada de magnesio en la célula es un factor importantísimo en la flexibilidad y en consecuencia en la estabilidad de nuestro código genético.

Resumiendo lo explicado hasta aquí, podemos afirmar que hay unos factores que pueden desencadenar cambios en el ADN, y estas modificaciones, si no son reparadas, originan unas células hijas distintas de las originales, por lo que pueden ser la causa de un tumor canceroso.

Factores que pueden desencadenar mutaciones en el ADN

a) Sustancias cancerígenas.
b) Virus.
c) Radiaciones.
d) Acciones de tipo eléctrico (repulsiones entre grupos cargados con el mismo signo, pertenecientes a la molécula de ADN).

Ahora bien, nuestro cuerpo está bien organizado y tiene una capacidad de respuesta a las lesiones que se pueden producir en el código genético y arreglarlas, siempre que una de las hebras de la doble hélice permanezca intacta y se den las condiciones necesarias para la actuación de los enzimas capaces de reparar la modificación producida. Una de las exigencias para la formación de la hebra nueva es una determinada concentración de magnesio para que puedan actuar la ADN-polimerasa y la ADN-ligasa.

Factores que influyen en la estabilidad del ADN

Son:

a) Cationes divalentes singularmente los Mg^{++}.
b) Ciertos enzimas (una endonucleasa, la ADN-polimerasa y la ADN-ligasa).
c) Unas proteínas, las «histonas», y ciertas aminas que, junto con los iones Mg^{++}, dan flexibilidad y la transcripción y réplica del código genético, pueden hacerse sin que se originen roturas al desenrollarse el mismo.

Formación de células mutantes

Cuando la modificación en el código genético afecta a los dos nucleótidos que están uno enfrente de otro en los genes, o sea, a la adenina y timina, o la guanima y citosina a la vez, la reparación del ADN no es posible, por lo que cuando este se replica para dar lugar a una célula hija, esta tendrá un genoma distinto al de la madre y será por lo tanto una célula diferente.

Si el cambio sufrido no es muy grande, estas células se integran en los tejidos y van haciendo las funciones encomendadas a los mismos, pero si la mutación es notable pueden suceder varias cosas:

a) Que las proteínas que hay en la membrana celular, que permiten el reconocimiento de las mismas como pertenecientes al individuo o diferentes y ajenas al mismo —por parte de los leucocitos—, sean distintas. En este caso se desencadena su rechazo por la puesta en marcha de nuestro mecanismo de inmunorrespuesta, en el cual la vanguardia son los linfocitos N K (Natural Killer, en inglés), los cuales, según recientes estudios, están capacitados para reconocer cualquier célula como propia o ajena al organismo y actuar destruyéndolas, si son distintas; esto independientemente de rechazos más complicados en los que intervienen además otros tipos de linfocitos como los B y los linfocitos T, o dependientes del timo.

En ensayos realizados in vitro se ha comprobado cómo los linfocitos K se abalanzan sobre las células cancerosas de otra persona sin necesidad de tomarse un tiempo para tener una información sobre cómo son los antígenos de dichas células y formar anticuerpos idóneos para neutralizarlos.

Pero los linfocitos y los anticuerpos están formados por proteínas, por lo que, en una eventual formación y proliferación de células atípicas, debemos poder desarrollar inmediatamente los mecanismos de inmunorrespuesta que comportan evidentemente la rápida formación de linfocitos y en consecuencia de prótidos. Aquí recuerdo de nuevo el papel indispensable que tiene el magnesio ya en la formación del mensajero, en tres de los cuatro estadios, de la síntesis proteica y en la estabilidad de los ribosomas.

FORMACIÓN DE CÉLULAS MUTANTES

b) O puede suceder que, debido a alguna causa, nuestra respuesta inmune no se desencadene a la velocidad debida o con la eficacia exigida para la destrucción de las primeras células cancerosas, con lo que estas continúan reproduciéndose dando origen al tumor.

Una característica de las células tumorales es la pérdida de la inhibición por contacto, y por ello pueden formar acúmulos que las normales no harían, ya que están programadas en su reproducción. En cambio, las células atípicas forman aglomerados celulares debido a que a veces tienen una multiplicación muy rápida, tal como ocurre en los tejidos fetales. Esto induce a pensar que entre los cambios introducidos en el ADN ha tenido lugar una desrepresión de los genes que en el feto ordenan una rápida formación de tejidos por mitosis (reproducciones celulares) a velocidades mucho mayores que en el adulto.

Esta desrepresión de los genes que informan a las células que se duplican rápidamente creo que puede ser provocada de dos maneras:

1) Porque la sustancia cancerígena que se une covalentemente a las bases, quizá debido a su tamaño o quizá por acciones químicas, desbloquea esos genes que deben permanecer callados en el adulto, o

2) porque a la acción del agente cancerígeno que provoca la mutación en el ADN sigue la de un agente cocancerígeno, entendiendo por tales ciertas sustancias que provocan una rápida multiplicación de las células que han sufrido una mutación. Tal es el efecto de los «forboles», sustancias que se encuentran en el aceite de crotón, que inducen a las células a que se reproduzcan rápidamente formando tumores, pero que necesitan la acción previa de un cancerígeno.

El aceite de crotón puesto en contacto con la piel provoca solamente una reacción inflamatoria; pero si el animal de experimentación ha sido tratado previamente con hidrocarburos cancerígenos, se desarrollan en él muy rápidamente tumores cutáneos. Estas sustancias que actúan en el sentido de una «promoción» del tumor se denominan «cocancerígenos».

Muy cerca de mí he seguido la evolución de un cáncer primario de pulmón que en pocos meses tenía una proliferación tal de tumores en la cabeza, vientre y en las arterias causándole obstrucciones al enfermo que, de hecho, en esta persona era evidente que, aparte de la formación de células distintas, en ellas el genoma daba órdenes de una multiplicación rapidísima; es decir, se habían desbloqueado genes fetales. A esos tumores, en lenguaje vulgar se les llama a veces «tumores hembra» porque «crían». No es de extrañar que en un cáncer de pulmón se hayan producido muchas variaciones en el ADN de las células, pues en el humo del tabaco se han detectado nada menos que treinta y dos sustancias capaces de producir mutaciones en el código genético, y si el individuo es fumador empedernido debe tener múltiples lesiones en el mismo, además de una repetición continuada de las agresiones.

En cambio, en mi familia vivió una persona hasta los ochenta y cuatro años, con un tumor que se le detectó a los cuarenta y no se intervino. El médico fue partidario de no abrir, y el enfermo fue haciendo una vida absolutamente normal cuarenta y tantos años más, la segunda mitad de su existencia; está claro que ese tumor estaba «controlado», bien por su sistema de respuesta inmune, o bien porque en realidad las células distintas que lo constituían se reproducían a una velocidad normal, digámoslo así, y cabía en el espacio abdominal sin lesionar ningún órgano importante ni originar nuevos tumores de multiplicación rápida. Seguramente, estas células tumorales eran atípicas pero en ellas no se había producido la desrepresión de los genes fetales. Al parecer, a los ochenta y tantos años el tumor comenzó a crecer rapidísimamente e invadió los órganos próximos. Posiblemente entonces se le desbloquearon los genes que ordenan mitosis repetidas, es decir, una rápida reproducción celular.

Lo grave es que cuando un tumor es detectable tiene ya un número de células del orden de 10^9, o sea, mil millones, y parece que nuestros sistemas de inmunorrespuesta pueden destruir alrededor de 2 000 células cancerosas al día. Es decir, cuando el problema aún no se ha manifestado clínicamente.

De ahí que los más ilustres cancerólogos del mundo insisten en que la mejor lucha contra esta enfermedad es su prevención. Los médicos reconocen que no hay un arma de eficacia absoluta en la lucha contra el cáncer. En algunos casos la cirugía ofrece resultados muy dudosos, e incluso en algunos la intervención acelera el proceso de diseminación del cáncer. Las radiaciones y la quimioterapia ofrecen en muchas ocasiones resultados satisfactorios, pero la más importante conclusión que sacan los científicos de todo el mundo, cuando se reúnen, en un congreso sobre el cáncer, es «lo que deben dejar de hacer en el tratamiento de la enfermedad», siendo la recomendación principal de los congresistas la prevención del mismo.

Como además son perfectamente conocidos muchos agentes cancerosos (ver lista), se fueron señalando ciertas grandes líneas por las que se debe discurrir. Así, el fumar, el tomar excesivamente el sol, el consumir alimentos sofisticados con colorantes, el vivir en ambientes contaminados y el alcohol son factores que pueden contribuir a que muramos de cáncer según sus conclusiones.

En el mapa mundial que se está realizando sobre el cáncer, como era de prever, hay puntos negros que coinciden con zonas petrolíferas y grandes complejos químicos; sin embargo, y sin causa aparente que lo justifique, en las zonas productoras de petróleo norteamericanas se da un mayor número de cánceres que en las de Kuwait o Arabia. Asimismo, en los complejos químico-farmacéuticos alemanes hay una mayor incidencia de la enfermedad que en los homólogos holandeses.

¿A qué causa debemos atribuir el que en los obreros árabes u holandeses sus sistemas de defensa respondan mejor y más rápidamente a la agresión de que son objeto que en los norteamericanos o alemanes?

Yo respondo. A su alimentación.

Sin duda alguna, algo falla en la dieta actual en los estadounidenses y alemanes en relación con los otros citados, y sugiero que debería analizarse cuidadosamente el contenido de magnesio en los diferentes grupos a que hago referencia, y estoy convencida de que se encontrará más cantidad de magnesio en los alimentos de los árabes y holandeses por lo que explicaré.

Las agriculturas alemana y norteamericana son muy avanzadas y tal vez sean las que antes y en mayor cantidad han utilizado los fertilizantes químicos y en consecuencia desequilibrado los suelos de labor. En la agricultura holandesa se da una circunstancia muy especial: una parte muy notable de los terrenos agrícolas, son los «polders», terrenos ganados al mar y desecados; aparte de que el agua marina tiene cerca de un 1% de sales magnésicas, hay caparazones de forminíferos, equinodermos y crustáceos que tienen un 10% de carbonato magnésico, y esta proporción puede llegar a un 25% en algunos algas calcáreas, de lo que se deduce que probablemente la dieta de los holandeses tiene una mayor riqueza en este elemento que la de los alemanes.

Por su parte, los dátiles que comen los árabes son uno de los alimentos más ricos en magnesio, sobre todo si proceden de terrenos que no han sido desequilibrados por el abonado químico.

Lo dicho hasta aquí está además completamente de acuerdo con las declaraciones de los más ilustres investigadores y cancerólogos del mundo. En una entrevista hecha a Howard Temin, premio Nobel junto con Baltimore y Dulbecco, por los estudios realizados sobre cánceres de origen vírico y el descubrimiento de la «trancriptasa inversa»*, afirmaba en sus declaraciones que el cáncer, en última instancia, es un desarreglo en la información genética que puede ser producido por los agentes cancerígenos conocidos, incluidos los virus, y que incluso puede ser un trastorno de tipo eléctrico, lo cual está de acuerdo en el fondo con la hipótesis que yo sostengo de que una deficiencia de iones Mg^{++} en el líquido celular puede provocar una rigidez en el ADN y ser origen de posibles rup-

---

* Que es el enzima que permite que virus ARN puedan formar ADN, que insertándose en el de la célula provoca la mutación.

turas del mismo por falta de flexibilidad de la molécula y en consecuencia de lesiones que pueden causar mutaciones.

Asimismo, una falta de respuesta del sistema enzimático capaz de reparar las lesiones que se han producido en nuestro código genético puede conducir a mutaciones y al cáncer. No olvidemos el papel principal que tiene el magnesio en la actuación de la ADN-polimerasa y la ADN-ligasa.

También en una entrevista hecha al profesor Luc Montagnier, jefe de la Unidad de Oncología del Instituto Pasteur, en sus declaraciones explicando la acción de los virus con relación al cáncer, explica que la mayor parte de los casos de esa enfermedad son debidos a otros factores, como sustancias químicas; alimentación, disfunción hormonal, repetición de las agresiones y *la depresión del sistema inmunitario*.

En este último capítulo coincide con el cancerólogo, también francés, León Schwartzenberg, que cuando el periodista le pregunta: «¿Es cierto que todos tenemos alguna vez un pequeño cáncer?» El profesor responde: «Es lo que piensan muchos cancerólogos, pero el cuerpo humano está muy bien organizado y persigue las células desviadas. La capacidad de destrucción de nuestras barreras inmunizadoras podría llegar a dominar hasta 2 000 células cancerosas por día», y añade: «Desgraciadamente, cuando esas defensas se desploman por alguna causa que todavía queda por descubrir, el cáncer se produce».

Y yo comento: ¿No tenemos suficientes datos como para pensar que la deficiencia de magnesio de que adolece nuestra alimentación es una de las causas más claras y bien determinadas de que las defensas se desplomen? ¿No sabemos ya el papel fundamental del magnesio en la formación de proteínas y, por lo tanto, en la de los anticuerpos y linfocitos? ¿No tenemos, además, perfectamente determinadas las necesidades de ciertas concentraciones de magnesio en la reparación de las lesiones producidas en el ADN?

¿Qué más es necesario para que inmediatamente de una manera tajante y formal, se avise a todo el mundo de que uno de los factores que más influye en la estabilidad, en la reparación de las lesiones del código y en el rechazo de células atípicas en este elemento mineral que cada vez se encuentra en menor cantidad en los suelos de labor y en consecuencia en los alimentos?

¿No nos están repitiendo en declaraciones de políticos y de científicos que la alimentación tiene un papel decisivo en el aumento del cáncer?

¿Pero qué factores de la alimentación? Se los voy a recordar:

a) La falta de fibra bruta, que obliga a las heces a permanecer varios días en el intestino, con su consiguiente desecación a la par que proliferación de bacterias y formación de toxinas. Para la evacuación de estos desechos hay que conseguir, a veces con laxantes, presiones peristálticas nueve veces mayores que lo normal. Esta es de 10 milímetros de mercurio, o sea, 13,6 gramos por centímetro cuadrado; con algunos laxantes se llegan a conseguir presiones de 90 milímetros de mercurio. Es evidente que un peristaltismo tan fuerte ha de provocar daños en las fibras del intestino, y eso, unido a los otros factores antes citados de proliferación bacteriana y formación de sustancias tóxicas, son el origen de la mayor incidencia de cáncer en el intestino grueso de las comunidades que consumen harinas blancas en relación con las que se alimentan de cereales integrales. Además, en la envoltura de estos es donde hay mayor riqueza de magnesio, hierro y complejo B. Afortunadamente, en el momento actual la mayor parte de la población ya tiene una idea clara sobre el tema.

b) *El uso de colorantes* —y según unas declaraciones publicadas en una revista científica francesa—, sobre todo los colorantes rojos, pueden ser causa de mutaciones cancerosas.

c) La subcarencia de magnesio que se ha producido en la dieta, como he ido explicando a lo largo de este capítulo.

Puesto que la mayor y principal arma en la lucha contra esta enfermedad es la *prevención,* consumamos pan y galletas integrales y verduras con mucha fibra; evitemos los alimentos con colorantes, que son el aditivo más inútil y sin embargo el más perjudicial, y busquemos poner en la dieta los alimentos ricos en magnesio, como soja, cacao, almendras, avellanas, nueces, cacahuetes, legumbres, pan y galletas integrales, calabaza, higos secos, etc.

Ahora bien, cuando hay un problema de los citados en este libro, que son consecuencia de un déficit magnésico, hay que tomar un suplemento de sales magnésicas.

Entonces la pregunta que surge es: ¿El tomar suficiente magnesio en la dieta, sea consumiendo alimentos ricos en el mismo o complementándola con sales, es una garantía de que no moriré de cáncer? No podemos afirmarlo. Lo que sí se notará es que a nivel estadístico, en una población con suficiente magnesio puede disminuir el número de cánceres hasta una quinta parte en relación a cuando la ingestión del mineral es insuficiente.

Es decir, lo sabremos con el otro recurso que recomiendan los cancerólogos en la lucha contra la enfermedad: el arma estadística.

El binomio prevención-estadística se ha reconocido como lo mejor en la lucha contra el cáncer. Es lo que debemos usar.

De hecho, si una persona toma magnesio en cantidad suficiente, no sabrá si a ella este elemento le ha evitado o curado en las primeras fases un tumor maligno. Solo se notará su acción en la estadística de cifras, pero es ya muy satisfactorio el conseguir el retroceso de una enfermedad temida y temible, y creo que es una empresa que vale la pena intentar.

A veces se dice que las personas con disgustos y angustiadas son más propensas a contraer el cáncer. Es cierto, y la explicación, a mi juicio, es la siguiente: sabemos que ciertos problemas psíquicos y las descargas de catecolaminas provocan una pérdida de magnesio. Es el llamado «déficit secundario» de magnesio provocado por el estrés. Esta disminución del magnesio disponible por el organismo es la causa de que los líquidos celulares y la sangre no contengan las concentraciones óptimas necesarias en la reparación de las lesiones que se pueden producir en el ADN o en la formación de linfocitos que deberían destruir las primeras células atípicas que se hayan formado.

Son los angustiados, los depresivos, los que tienen una gran pérdida de magnesio en la orina, y en estas personas es por lo tanto fundamental el suministrarles un complemento de sales con este elemento para compensar la disminución de magnesio en sus líquidos biológicos.

Magnesio, tumores y verrugas

Muy cerca de mí, en mi familia, he tenido ocasión de ver cómo suplementando la dieta con sales de magnesio desaparecían unos tumores o «quistes fríos» de los pechos. A una muchacha de diecinueve años, con reglas dolorosas e irregulares, empezaron a salirle unos quistes o tumorcitos en los pechos. Después de dos años de seguir tratamientos medicamentosos, que fueron completamente ineficaces y en la mayor parte de los casos perjudiciales por los trastornos subsiguientes de las alergias y erupciones que le ocasionaron, fue sometida a una intervención quirúrgica el mes de abril en la cual se le extirparon los tumorcitos.

A principios de julio del mismo año tenía otra vez tantos nuevos quistes y tan inflamados que el doctor que la había operado la primera vez, un cirujano extraordinario como médico y como persona, le aconsejó un vaciamiento de pechos, pues, a su modo de ver, aunque en el análisis de los quistes se había visto que eran benignos, nunca podría preveerse si en un momento dado no iban a degenerar en tumores malignos.

Como él se marchaba de vacaciones, quedó concertado que a su vuelta (a mediados de agosto) se haría la operación de vaciamiento de los pechos.

Ya que la intervención no era inmediata, la puse a tratamiento con magnesio. Hasta entonces ella se había negado a tomar lo que yo le indicaba, alegando que cómo un tratamiento tan sencillo iba a remediar lo que medicinas modernísimas y el bisturí no habían podido solucionar.

En cuatro semanas desaparecieron todos los bultos y no fue necesario operar. Examinada después de pasados unos meses y a los dos años, no ha vuelto a tener ni rastro de los quistes. Esta muchacha, que además tenía frecuentes ataques reumáticos, no ha vuelto a padecerlos.

Sucedió lo mismo con una señora de Bilbao y otro caso de una amiga con quistes desde hace treinta años, que se le han reducido y como sumido, ya no se inflaman. También han desaparecido quistes de matriz por el mismo método.

Igualmente, con un tratamiento de sales de magnesio desaparecen ciertas verrugas, como ya lo explicaba Pedro Pons, el conocido internista de Barcelona ya fallecido, y tengo el testimonio escrito de una señora de Pamplona a la que también se le quitaron cuando empezó a tomarlo para curar la artrosis.

Magnesio y próstata

La utilización de sales de magnesio en la inflamación prostática es muy corriente en Francia y hay muchos hombres que gracias a este elemento han conseguido evitarse una operación.

Magnesio y cistitis

También en cistitis reincidentes el tratamiento con sales de magnesio y una infusión con una mezcla de hierbas antisépticas, diuréticas y depurativas dan resultados sorprendentes por su eficacia y, en general, por la rapidez con que se consigue la curación.

Magnesio y animales de granja

Los animales alimentados con piensos y forrajes cultivados con el abonado químico corrientemente recomendado tienen los mismos problemas que los humanos: se han hecho vulnerables a las infecciones. Enfermedades que antes eran epidémicas se han convertido en endémicas. Las mastitis en las vacas y las diarreas de los terneros obligan a tener verdaderos arsenales de fármacos para mantener a raya las infecciones. Los esqueletos también se resienten. Basta comparar los huesos de las aves que consumimos en la actualidad con los de las que comíamos hace cuarenta años. Son completamente distintos, entonces eran lisos, con la superficie compacta, blanca y con irisaciones. Hoy son gris-marrón, porosos, ásperos. Dan muestras de que sangran y los pobres animales presentan derrames y manchas de sangre en alas, patas y en cualquier parte del cuerpo.

Al igual que nosotros, ellos se encuentran con una subcarencia de magnesio que les permite vivir, pero en condiciones precarias, y como este elemento tiene (o debe tener) su mayor concentración en el periostio, que es la membrana que recubre el hueso, es lógico y natural que el esqueleto y las articulaciones sean las nartes más afectadas por la deficiencia.

Lo mismo puede decirse del ganado bovino. Los toros de lidia se caen en las plazas; igual que a muchas personas, les fallan las rodillas porque tienen problemas de artrosis y de artritis como los humanos.

Las vacas de cría cuando han tenido cinco terneros ya muestran problemas con su esqueleto que se manifiesta con bultos en las rodillas, derrames sinoviales y un descenso en el porcentaje de proteínas de la leche.

Errores aceptados corrientemente en relación con el magnesio

Yendo desde los suelos de labor a la química de los seres vivos, se dan ura serie de errores, admitidos incluso por ilustres científicos y médicos, en los que vale la pena insistir una vez más para corregirlos, pues hay varias cosas sobre las que muchas personas tienen ideas poco claras, e incluso muy equivocadas, en relación con este elemento.

- *Primer error*

Este se lee en los libros sobre abonado. «En general, todos los suelos son ricos en magnesio, y además este elemento se devuelve a la tierra con los estiércoles.»

— No todos los suelos son ricos en magnesio, y aun los que lo tenían en cantidades notables se han ido empobreciendo, porque con el abonado químico se han obtenido grandes cosechas que lo extraen en mayores cantidades que antiguamente y los estiércoles no devuelven en consecuencia las cantidades debidas al suelo, porque los forrajes ya son deficitarios en este elemento.

Además, los abonados ricos en potasio, aun habiendo magnesio en el suelo, impiden una correcta absorción del mismo debido al antagonismo potasio-magnesio y a la facilidad con que absorben las plantas el primer elemento. También hay un antagonismo calcio-magnesio en terrenos muy ricos en calcio.

- *Segundo error*

Este se encuentra en los libros de nutrición. «Una alimentación equilibrada cubre ampliamente los requerimientos de magnesio.»

— Eso no es cierto, y cada vez es más problemático que los alimentos contengan las cantidades óptimas de magnesio a causa del empobrecimiento que se ha ocasionado a los suelos y el desequilibrio en cationes que se produce en los mismos con abonados muy ricos en potasio. Además, el consumo de harinas blancas y sal seca son otros factores que empobrecen en este elemento la dieta.

ERRORES ACEPTADOS CORRIENTEMENTE EN RELACIÓN CON EL MAGNESIO

- *Tercer error*

«El magnesio lo utilizan las plantas fundamentalmente para fabricar clorofila.»

— No es cierto; solo de un 1 a un 5% del magnesio que hay en el vegetal se consume en la formación de este pigmento verde.

Este error se lee en libros de química y de agricultura y como conseuencia de ello se me ha asegurado, por un ilustre bioquímico. «¿Cómo dice usted que los cultivos tienen un déficit de magnesio presentando como vemos un hermoso color verde?» Tuve que explicarle que solo un pequeño porcentaje del mismo se utiliza para hacer la porfirina de la clorofila y que, en contra de la creencia general, la mayor parte del magnesio de las plantas se encuentra en forma iónica y formando complejos con las moléculas como el ATP.

- *Cuarto error*

«El magnesio lo tomamos fundamentalmente con las partes verdes de los vegetales, por lo tanto cuando comemos espinacas, coles, lechugas y otras verduras.»

— Esta frase la escuché de la boca del mismo bioquímico y he leído algo parecido en algún libro de nutrición y en uno sobre hormonas.

La verdad es que el magnesio lo tomamos principalmente con las semillas como la soja, cacao, almendras, avellanas, cacahuetes, legumbres y cereales integrales, y luego en algunos frutos como dátiles e higos secos,

A título orientativo, doy el contenido en magnesio en miligramos por 100 gramos de alimento de varios de entre ellos:

Cacao	420
Almendras	252
Harina de soja	235
Nueces	185
Cacahuetes	160
Avellanas	99
Dátiles	83
Pan de tigro integral	80
Espinacas	55
Perejil	52
Pan blanco	25
Col	14,8
Escarola	12

- *Quinto error*

«Las necesidades diarias humanas en magnesio son de 3 a 4 miligramos por kilo de peso del individuo.»

Este se lee en tratados de medicina y escritos relacionados con alimentación.

— Se ha demostrado que son alrededor de 7 a 10 miligramos en los adultos, subiendo a 15 miligramos en la madre encinta y en la lactancia. En momentos de crecimiento muy rápido en la infancia y adolescencia, las necesidades pueden variar entre 15-30 miligramos/por kilogramo de peso al día (Mildred S. Seelig, Blommfied, New Yersey, EE. UU.).

De ahí que los 300-400 miligramos diarios que se cree debe tomar el adulto son 700-800 en realidad. Como ven, la diferencia es notable entre las necesidades que corrientemente se aceptan por médicos y nutricionistas y las reales.

- *Sexto error*

Me encuentro a veces con personas a las que les he recomendado que tomen magnesio para un problema determinado, que un farmacéutico o algún médico les ha dicho que «el magnesio es malo para el riñón».

— Cualquier exceso, sea de sal, de vitaminas (que se están dando en cantidades muy superiores a las necesidades), de calcio, de potasio... no es bueno para el riñón.

Ahora bien, el magnesio se ha de tomar en las cantidades convenientes para complementar el déficit de la dieta actual, ya que, según Durlach, «la pobreza de la dieta actual constituye un hecho fundamental como origen del déficit magnésico primitivo» (Vittel, 1974). Precisamente el porqué de esta deficiencia es lo que explico en este libro.

Siguiendo a Durlach, en las contraindicaciones de un tratamiento magnesiano, dice textualmente:

— Un tratamiento paliativo de un déficit no presenta teóricamente ninguna contraindicación.

Ciertas circunstancias imponen una prudencia particular.

a) Una infección fosfatúrica en la orina debe ser reducida antes del tratamiento con magnesio.

b) La coexistencia con una miastenia necesita unas dosis particularmente precisas, porque todo exceso magnésico expondría a peligrosas elevaciones del mismo, cuyos antídotos serían el calcio y la protigmina.

c) La insuficiencia renal, pues ella representa la causa mayor de la retención magnésica y la única eventualidad en la práctica, es la que una magnesoterapia irracional expondría a accidentes de sobrecarga magnésica.

Sin embargo, es precisamente el déficit de magnesio, o una relación calcio/magnesio desviada a favor del calcio, el origen de la formación de cálculos de oxalatos en los riñones.

Resumen de los síntomas del déficit magnésico

- *Formas clínicas neuromusculares* (Durlach, Cordier, Herotte) (Francia).

Hiperemotividad ansiosa, sensación de bola y opresión en el pecho, cansancio en la voz, opresión torácica, «bloqueo» de la respiración, temblores, crisis nerviosas, dolores de cabeza en general y singularmente en la nuca, vértigos, insomnio, lipotimias, sean banales o pérdidas de conocimiento verdaderas, astenia, fatiga visual.

Además, hormigueos, convulsiones, picores, calambres (rampas), dolores en la columna, dolores musculares, crisis tetánicas y tetanoides.

- *En relación con el sistema circulatorio.*

Palpitaciones, dolores en la región cercana al corazón, extrasístoles y trombosis, hipertensión.

- *Trastornos digestivos.*

Atonía vesicular, lento funcionamiento hepático y de otros órganos digestivos; disminución de la cantidad de células de las mucosas gástrica e intestinal, calambres epigástricos, formación de gases en el estómago, colon espasmódico y meteorismo.

- *En relación con los pulmones.*

Respiración dificultosa de apariencia asmática y también ciertos tipos de asma bronquial y seudoasma tetánica.

- *Otros síntomas.*

Fragilidad de las uñas (que tienden a esfoliarse), fragilidad y caídas anormales de cabellos, problemas de caries dentales y de formación del esmalte, encías transparentes, opacidad del cristalino (en cúpula) y también ciertos tipos de alergías.

En urología, el déficit magnésico puede conducir a deficiencia sexual y pérdida del control del esfínter de la vejiga, lo que conduce a escapes de orina. También a inflamaciones de próstata.

Además, el magnesio puede curar junto con el elemento en cuestión, ciertas hipocalcemias y ciertas hipocalcemias (deficiencia en potasio), asimismo fosfaturias (pérdida de fosfatos en la orina).

En este caso debe buscarse y curarse, si hay una infección renal, antes de dar el tratamiento. También está indicado en la formación de cálculos de oxalatos.

- *Manifestaciones alérgicas.*

El déficit del elemento del que estamos tratando tiene también una extraordinaria importancia en migrañas, asma, rinitis espasmódica, picores y eccemas.

La magnesoterapia no da siempre en estos casos resultados seguros, pero a veces a corto plazo son espectaculares y definitivos.

- *Problemas relacionados con el esqueleto y con el calcio.*

También la subcarencia de este elemento puede conducir a problemas óseos: descalcificación del esqueleto, artrosis y a la calcificación de arterias, pulmones y riñones.

Déficit magnésico secundario

Ciertos trastornos nerviosos o en el intestino pueden provocar una carencia secundaria: así, problemas en la formación de neurotransmisores que provocan una excitación nerviosa, la enfermedad celíaca, resecciones del intestino delgado, colitis y enterocolitis crónicas, úlceras y también el debilitamiento de la pared intestinal con heriditas provocados por los laxantes, pueden conducir a un déficit secundario.

La desnutrición, las pancreatitis y el alcoholismo crónico también pueden ser causa de déficit de magnesio.

Hay que hacer notar además que todo estrés provoca una pérdida magnésica urinaria, particularmente en la sobrefatiga nerviosa y en los choques emotivos.

Los neuróticos ansiosos, deprimidos, histéricos pueden perder magnesio como consecuencia de su nerviosismo.

Entre los «psicóticos» hay una mayor pérdida por parte de los melancólicos y deprimidos que en los maniacos y esquizofrénicos.

Ciertas intoxicaciones producidas por alcohol, morfina, tranquilizantes y barbitúricos se acompañan de un déficit magnésico secundario, como asimismo las producidas por plomo, manganeso, berilio y quizá la fluorosis. También las hipercalcemias.

Muchos tipos de dietas conducen a un déficit secundario por carencia de aporte: tales son las hiperproteicas, las hipocalóricas, las hiperglucídicas y los ayunos.

En literatura médica se ha hecho y se están realizando estudios sobre la acción de ciertos medicamentos en el aumento de la magnesuria, como asimismo el efecto simérgico del magnesio con ciertos anestésicos, analgésicos, sedantes, tranquilizantes, anticonvulsivos, etc., que puede incitar a asociar magnesio a estos medicamentos para disminuir la dosis de los mismos.

Los anovulatorios, es decir, «la píldora», parece que provoca una disminución del magnesio disponible, y son muchos los médicos en Francia que al recetar su uso recomiendan tomar un complemento de sales de magnesio con el fin de evitar problemas de trombosis y de otros tipos.

Química del magnesio

El magnesio es un metal ligero, muy reactivo, de densidad 1,74.

Su peso atómico es 24,312. Isótopos Mg^{24}, Mg^{25}, Mg^{26}.

Formando rocas se encuentra como «magnesita» $Mg\,CO_3$ y junto con la cal, la «dolomita» $Ca\,Mg\,(CO_3)_2$; también se llama «magnesita» al óxido de magnesio MgO, al que antiguamente se denominaba «magnesia alba», que forma depósitos junto con carbonato magnésico.

Este elemento se presenta también en forma de «Kiesserita» $MgSO_4 7H_2O$ y «bischofita» $MgCl_2.6H_2O$ o como sales dobles: la «carrialita» $MgCl_2KCl.6H_2O$, «Kainita», $KCl.MgSO_4.3H_2O$, etc.

De los silicatos, el más importantes es el «olivino» $(MgFe)SiO_4$ y el metasilicato «esteatita» $MgSiO_3$; también está el «talco» $Mg_2(Si_2O)$. $Mg(OH)_2$, la «serpentina» $Mg_3(OH)_4Si_2O_5$, la «espuma de mar» $Mg_2H_2Si_3O_5.H_2O$ y el asbesto $Mg_6(OH)_8Si_4O_{10}$.

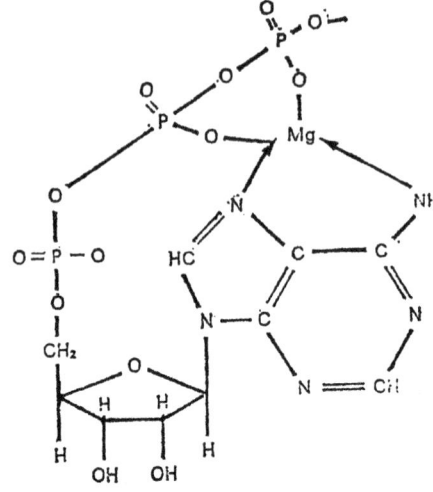

Fig. 16. *ATP (esquema 1)*.

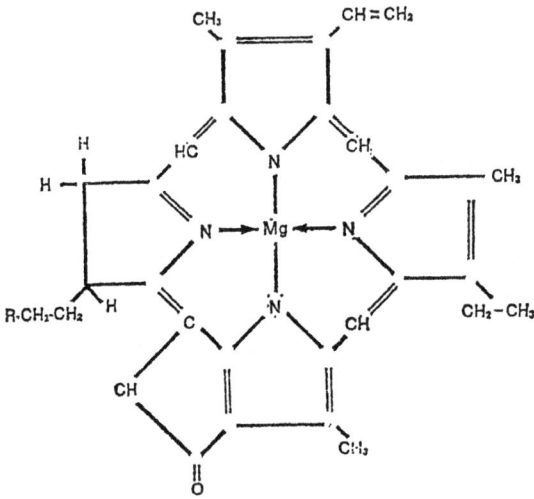

Fig. 17. *Clorofila (esquema 2)*.

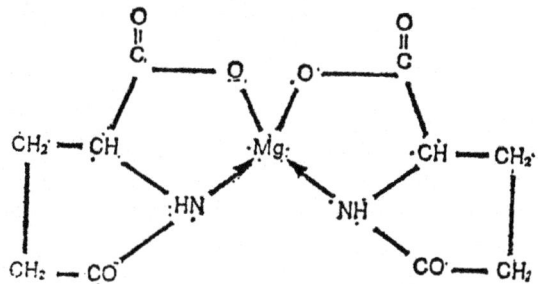

Fig. 18. *Pirrolidin-carboxilato de magnesio (esquema 3)*.

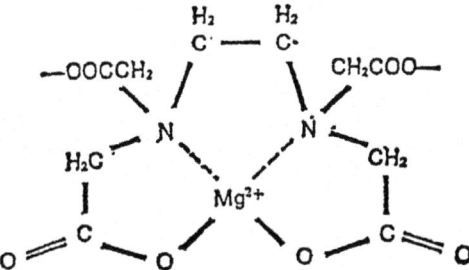

Fig. 19. *Quelato Mg^{2+} de tetracetato de etilendiamina (esquema 4)*.

En cuanto a la composición mineralógica de las rocas magmáticas, véase los cuadros de *La composición de minerales* y *Composición de rocas magmáticas* (págs. 48 y 49).

El magnesio es el duodécimo elemento de la tabla periódica: está situado en la segunda columna en el tercer periodo. Tiene por lo tanto 12 protones y dos electrones en la capa más externa, siendo su constitución electrónica:

$$1 s^2, 2 s^3 p^6, 3 s^2$$

Cuando pierde sus dos eletrones-valencia queda con estructura de Ne, con una relación carga/radio iónico muy grande.

El radio atómico de magnesio es 1,36 Ámstrongs y este queda reducido a 0,66 Ámstrongs en los iones Mg^{++}.

Esta fuerte carga positiva tiende a neutralizarse rodeándose el ión magnesio de un octete de electrones pertenecientes cada par a cuatro átomos distintos, que generalmente son oxígeno y nitrógeno.

Entones adquiere configuración de Ar, con los 4 pares de electrones del quelato. Tal ocurre en el ATP (esquema 1), en la clorofila (esquema 2), en el pirrolidin-carboxilato de magnesio (esquema 3) y en el tetracetato de etilendiamina (esquema 4).

Por esa cualidad que tiene de pasar de la forma iónica a la de quelatos con facilidad, el magnesio es un catalizador importantísimo en todas las síntesis de los seres vivos.

De hecho, las moléculas llamadas de alta energía como el ATP y el GTP necesitan de la presencia del magnesio para actuar, y por ello este elemento se necesita en todas las reacciones químicas de síntesis en los seres vivos (de glúcidos, grasas y proteínas) tanto en los vegetales como en los animales.

También, y por la misma razón, el magnesio se utiliza en el transporte activo a través de membranas y, en consecuencia, en la repolarización de las neuronas, en la relajación muscular y en el paso de sustancias a través de la membrana de la

QUÍMICA DEL MAGNESIO

célula contra un gradiente de concentración (tal es el caso de ión K^+, de los aminoácidos, etc.), que estando en mayor cantidad en el citoplasma que en líquido que baña los tejidos, continúa a la par que se bombea el Na^+ hacia fuera, gracias a la acción de la bomba Na-K-ATPasa Mg dependiente.

El magnesio es necesario también en la formación del ARN mensajero según la reacción química siguiente:

$$n_1 ATP \atop n_2 UTP \atop n_3 GTP \atop n_4 CTP \quad \xrightleftharpoons[\text{Mg}^{++}]{\text{patrón DNA}} \quad \begin{matrix} RNA \\ \begin{bmatrix} AMP_{n_1} \\ UMP_{n_2} \\ GMP_{n_3} \\ CMP_{n_4} \end{bmatrix} \end{matrix} + (n_1 + n_2 + n_3 + n_4)\, PPi$$

Fig. 20.

En los primeros estadios de la síntesis proteíca se necesita una concentración 0,01 M de cloruro magnésico para que las dos subunidades ribosómicas no se separen en la formación de la cadena polipéptida.

Componentes requeridos en los cuatro grandes estadios de la síntesis proteica

Estadio	Componentes indispensables
1. Activación de los aminoácidos	Amioácidos tRNAs Aminoacil-tRNA-sintetasas ATP — Mg^{++++}

2. Iniciación de la cadena polipéptida	Aminoacil-tRNA
	   Iniciador (en las bacterias
	   es el fillet-tRNA)
	mRNA
	GTP
	— Mg^{++}
	Factores iniciadores
	(F1, F2 y F3)
	Subunidad ribosómica
	30S

3. Prolongación	Aminoacil-t-RNAs especificados por codones — Mg^{++} Factor T GTP Factor G
4. Terminación	Codón de terminación en el mRNA Factor de liberación del polipéptido (Factor R)

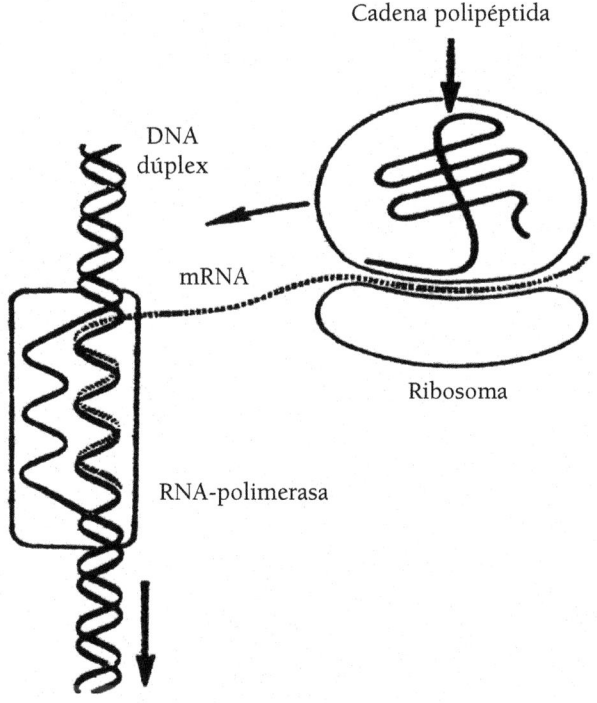

Fig. 21. *Esquema síntesis proteica (Lehninger)*.

Asimismo, el magnesio es necesario en la reduplicación del ADN en .la reproducción celular (ver figura 15, pág. 162) y en la reparación de las lesiones producidas en el mismo, pues tanto los enzimas ADN-ligasa y ADN-polimerasa necesitan de este elemento como catalizador para actuar (ver esquema figura 19, pág. 209).

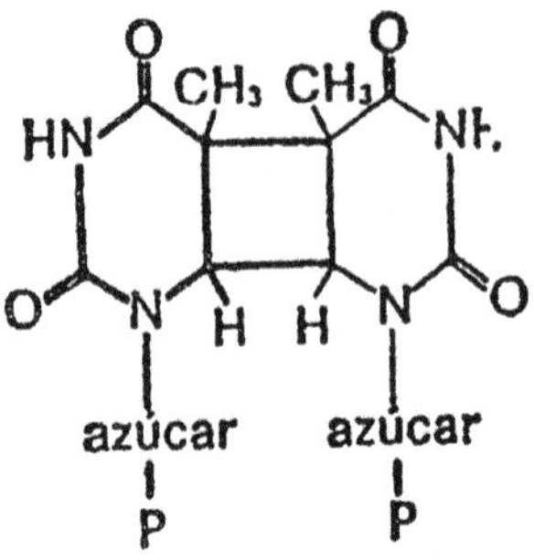

Fig. 22. *Forma abierta o planar.*

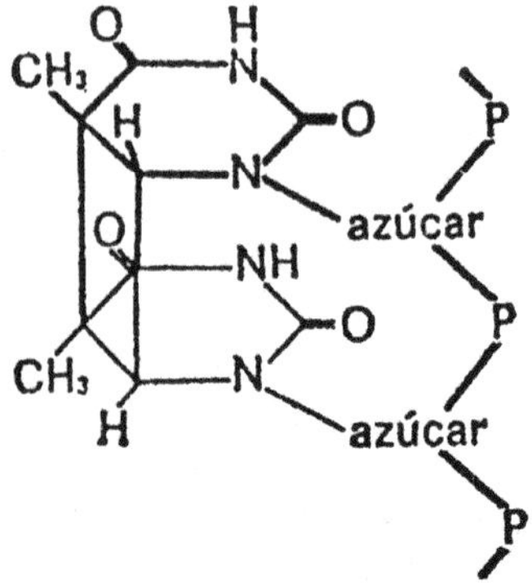

Fig. 23. *Forma apilada.*

$$\begin{matrix} n_1\text{dATP} \\ n_2\text{dGTP} \\ n_3\text{dCTP} \\ n_4\text{dTTP} \end{matrix} \quad \overset{\text{patrón preformado}}{\underset{}{\overset{Mg^{++}}{\rightleftharpoons}}} \quad \begin{matrix} \text{DNA} \\ | \\ \left[\begin{matrix} \text{dAMP}_{n_1} \\ | \\ \text{dGMP}_{n_2} \\ | \\ \text{dCMP}_{n_3} \\ | \\ \text{dTMP}_{n_4} \end{matrix}\right] \end{matrix} + (n_1 + n_2 + n_3 + n_4)\ \text{PPi}$$

Fig. 24.

VADEMÉCUM

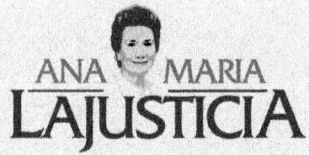

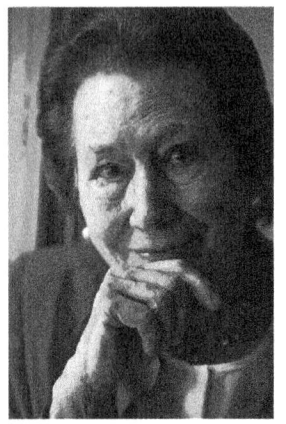

Todos hemos oído decir a algunos expertos que comiendo variado, no falta nada en la dieta. No obstante, esta afirmación no es totalmente cierta. La alimentación actual ha limitado sensiblemente la ingesta de fósforo, hierro, complejo B y vitaminas A y D, al suprimir o disminuir el consumo de vísceras, grasas animales y yemas de huevo, debido, en parte, al seguimiento de dietas de adelgazamiento y control de colesterol.

Además, y esto ha pasado desapercibido a la clase médica, los agricultores han provocado con el abono químico una sensible disminución del magnesio contenido en los alimentos.

Nuestros complementos pueden ayudar a subsanar dicho desequilibrio devolviendo a la dieta la cantidad correcta de estos nutrientes y resolver de una manera sencilla problemas serios y a veces muy dolorosos de salud.

Gracias por su atención.

PUBLICACIONES

ALIMENTACIÓN Y RENDIMIENTO INTELECTUAL
Todos los libros de Ana María Lajusticia intentan enviarnos algún mensaje. En esta ocasión quizá sea uno de los más importantes: una correcta alimentación constituye la base principal de un óptimo rendimiento intelectual, no solo como pilar del correcto funcionamiento de nuestro organismo, sino también para ser capaces de responder a distintos tipos de actividades, ya sea en el trabajo, en los estudios o en la relación con los demás. Un manual ameno y sencillo sobre un tema tan necesario como básico, para aprender a reconocer la importancia de comer bien y rendir mejor. Descubre las claves para conseguirlo en este libro.

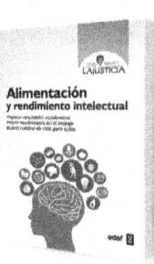

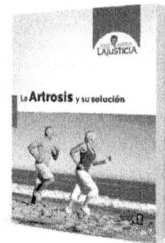

LA ARTROSIS Y SU SOLUCIÓN
Un libro de enorme rigor científico, pero de lectura sencilla y accesible, que muestra de un modo inequívoco que la artrosis puede ser fácilmente tratada y que las personas que la padecen pueden recuperar su salud.

VENCER LA OSTEOPOROSIS
En este libro, la autora nos muestra las claves para la solución a este problema, explicando clara y sencillamente todo el proceso que conduce a la osteoporosis y como puede remediarse fácilmente la falta de colágeno, origen de la enfermedad, corrigiendo las carencias y los errores en la alimentación.

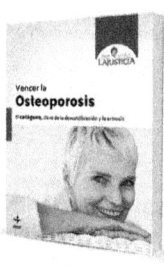

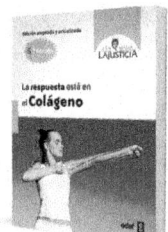

LA RESPUESTA ESTÁ EN EL COLÁGENO
¿Cuál es la causa de esta carencia? ¿Cómo se puede prevenir y solucionar este problema? Esta nueva edición, actualizada y revisada, contiene un capitulo inédito, así como la respuesta a las preguntas hechas por los mismos lectores y consumidores de los productos a lo largo de todos estos años.
La autora explica de qué modo afrontar este grave problema que provoca enfermedades tales como la artrosis y osteoporosis, así como lesiones musculares, de tendones y ligamentos a las personas que practican deporte, ya sean aficionados o profesionales.

COLESTEROL, TRIGLICÉRIDOS Y SU CONTROL
Sin duda, el problema del colesterol es uno de los más importantes a los que se enfrenta la sociedad actual en el ámbito de la salud y de la calidad de vida. En esta obra, la autora responde a muchas de las preguntas habituales que todos nos hacemos sobre el tema, por lo que es de inestimable ayuda tanto para el que padece el problema como para el que desee prevenirlo.

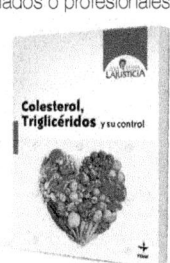

EL MAGNESIO EN EL DEPORTE

La autora explica la importancia de este mineral, junto al colágeno, en la prevención de las enfermedades "modernas" (colesterol, diabetes, hipertensión, artrosis, osteoporosis, etc.), y describe por qué es importante el consumo de alimentos y sustancias ricas en magnesio, por qué los atletas etíopes ganan las competiciones de fondo, y explica las razones para tomarlo desde muy temprana edad.

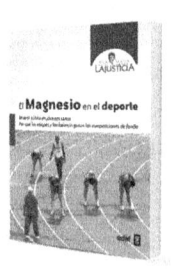

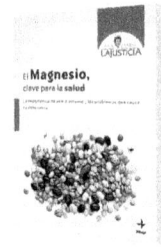

EL MAGNESIO, CLAVE PARA LA SALUD

Nuestra alimentación actual tiene, entre otras características, la de presentar una deficiencia de magnesio, elemento que es fundamental para la salud. En este libro, publicado por la autora hace 20 años y que ya entonces fue un impacto editorial, recoge todos los nuevos estudios realizados hasta la fecha, que confirman la enorme importancia del magnesio en relación con nuestra salud.

CONTESTANDO A SUS PREGUNTAS SOBRE EL MAGNESIO

En este libro, la autora da respuesta a las preguntas más frecuentes e importantes sobre el magnesio que ha recibido a lo largo de los últimos años. Con su habitual estilo sencillo y didáctico aclara temas tales como: ¿Cuál es la relación entre la falta de magnesio y los infartos de miocardio? ¿Se debe descansar de tomar magnesio? ¿Qué provoca la carencia de magnesio en el sistema nervioso? ¿Cuál es el efecto del magnesio sobre el cansancio? ¿Qué tipo de magnesio es más conveniente tomar? ¿Se puede tomar magnesio durante el embarazo y la lactancia?

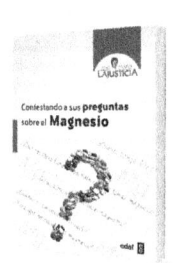

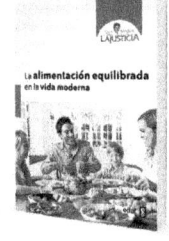

LA ALIMENTACIÓN EQUILIBRADA EN LA VIDA MODERNA

¿Qué es la dietética? ¿Cómo funciona el metabolismo? ¿Qué significa realmente comer bien? Las respuestas a estas cuestiones y muchas otras relacionadas con la correcta nutrición, podrá encontrarlas en este libro que muestra las claves de la alimentación equilibrada.

DIETAS A LA CARTA

¿Preocupados por llevar y mantener unos correctos hábitos y pautas en la alimentación? Gracias a los conocimientos de dietética y nutrición de su autora, en este nuevo libro podrá encontrar una dieta diseñada para usted con recomendaciones, tablas de equivalencias y recetas que le ayudarán a estar y sentirse mejor cada día. Conozca las claves para llevar una dieta correcta y adecuada en cada una de las circunstancias o problemas de salud que aquejan a la población en el siglo XXI.

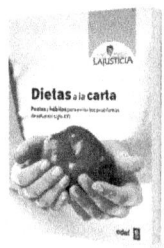

ARTICULACIONES

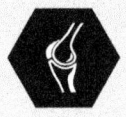

El **colágeno** es la proteína más abundante en el cuerpo humano, siendo el constituyente esencial del tejido conectivo (cartílagos, tendones, huesos y piel).

Nuestro organismo sufre una constante renovación de estos tejidos y, para que esta regeneración se produzca correctamente, debemos disponer de los nutrientes específicos, tales como **proteínas, magnesio y vitamina C,** los cuales solo están circulando en sangre durante 5 horas desde su ingesta. Por este motivo, recomendamos la toma diaria del complemento colágeno con magnesio repartida en tres veces a lo largo del día, siempre que sea posible.

Nuestros complementos a base de colágeno aportan una dosis diaria de entre 3,4 y 6,9 gramos de proteína colágeno, lo que **permite que puedan tomarse de forma continuada,** sin períodos de descanso y sin ocasionar una dieta hiperproteica.

La línea **Articulaciones** de Ana Maria Lajusticia® ofrece diferentes formatos que se adaptan a cada estilo de vida.

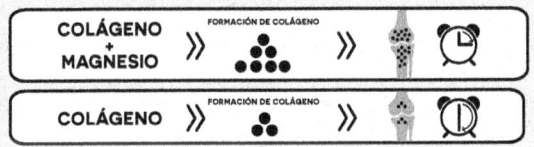

INDICACIONES

Recomendado en la **regeneración** de cualquier tejido, como en casos de **artrosis, osteoporosis, tendinitis, rotura de ligamentos, sobrecarga muscular** y para el mantenimiento en condiciones normales de **tendones, ligamentos, huesos y músculos.** Otras indicaciones son el **deterioro de la piel, rotura de vasos sanguíneos (hematomas espontáneos), caída del cabello y uñas frágiles.**

PROPIEDADES SALUDABLES DEL COLÁGENO*
Las proteínas contribuyen a:
A aumentar la masa muscular.
A conservar la masa muscular.
Al mantenimiento de los huesos en condiciones normales.

PROPIEDADES SALUDABLES DEL MAGNESIO*
El magnesio contribuye:
A disminuir el cansancio y la fatiga.
Al equilibrio electrolítico.
Al metabolismo energético normal.
Al funcionamiento normal del sistema nervioso.
Al funcionamiento normal de los músculos.
A la síntesis proteica normal.
A la función psicológica normal.
Al mantenimiento de los huesos en condiciones normales.

Al mantenimiento de los dientes en condiciones normales.
Al proceso de división celular.

PROPIEDADES SALUDABLES DE LA VITAMINA C*
La vitamina C contribuye:
A la formación normal de proteínas, entre ellas el Colágeno, para el funcionamiento normal de los cartílagos, vasos sanguíneos, huesos, encías, piel y dientes.
Al metabolismo energético normal.
Al funcionamiento normal del sistema nervioso.
A la función psicológica normal.
Al funcionamiento normal del sistema inmunitario.
A la protección de las células frente al daño oxidativo.
A disminuir el cansancio y la fatiga.
A regenerar la forma reducida de la vitamina E.
A mejorar la absorción del hierro.

*según el REGLAMENTO (UE) N o 432/2012 DE LA COMISIÓN de 16 de mayo de 2012

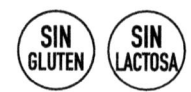

COLÁGENO
CON MAGNESIO

COMPRIMIDOS

PRESENTACIÓN

Bote de 75 comprimidos **CN 177482.8**
Bote de 180 comprimidos **CN 177483.5**
Bote de 450 comprimidos **CN 177484.2**

POLVO

PRESENTACIÓN

Bote de 350 g **CN 177486.6**
Estuche de 20 sticks de 5g **CN 186374.4**

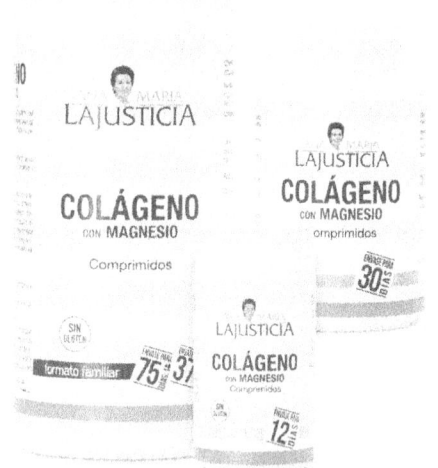

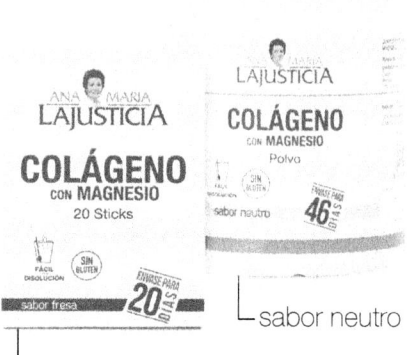

— sabor neutro

— sabor fresa

El formato **comprimidos** está pensado para aquellas personas que busquen un formato rápido de tomar y fácil de transportar.

El formato en **polvo** está pensado para poder incorporar la toma de colágeno a alimentos líquidos como el agua, la leche o los zumos; o a semisólidos como el yogur o las cremas. El **stick**, con sabor fresa, es un formato de bolsillo que te permite llevar tu dosis de colágeno a cualquier lugar.

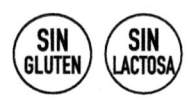

COLÁGENO CON MAGNESIO
Y VITAMINA C · sabor fresa

POLVO
PRESENTACIÓN

Bote de 350 g **CN 184921.2**

LÍQUIDO
PRESENTACIÓN

Botella de 1L **CN 184741.6**

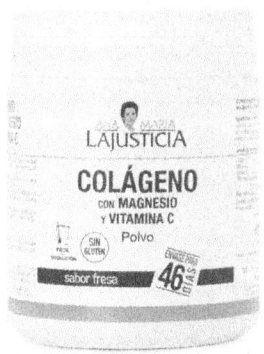

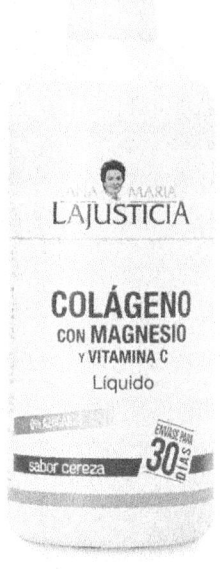

El formato en **polvo** es ideal para añadirlo a alimentos líquidos como agua o zumo, o a alimentos semisólidos como el yogur, aportando un agradable sabor a fresa.

Pensado para aquellas personas que busquen un formato **bebible** fácil de tomar, ya que no precisa ser diluido. Con un agradable sabor a cereza.

EQUILIBRIO EMOCIONAL

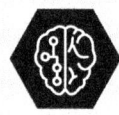

Nuestro ritmo de vida actual nos lleva, en muchas ocasiones, a situaciones de estrés, ansiedad y mal humor.

El **triptófano** es un aminoácido esencial que actúa como precursor de la serotonina, un neurotransmisor implicado en la **regulación del estado anímico, el nerviosismo, el crecimiento y el descanso,** por lo que su aporte óptimo está relacionado con el **buen funcionamiento del sistema nervioso.**

Porque es igual de importante escuchar a la mente y al cuerpo, la línea **Equilibrio Emocional** de Ana Maria Lajusticia® incluye los complementos alimenticios cuyos principios activos promueven la relajación y contribuyen a una mejor gestión del estrés, del agotamiento y de las situaciones complicadas del día a día, mejorando así nuestro rendimiento y adaptación.

PROPIEDADES SALUDABLES DEL MAGNESIO*
El magnesio contribuye:
A disminuir el cansancio y la fatiga.
Al equilibrio electrolítico.
Al metabolismo energético normal.
Al funcionamiento normal del sistema nervioso.
Al funcionamiento normal de los músculos.
A la síntesis proteica normal.
A la función psicológica normal.
Al mantenimiento de los huesos en condiciones normales.
Al mantenimiento de los dientes en condiciones normales.
Al proceso de división celular.

PROPIEDADES SALUDABLES DE LA VITAMINA B6*
La vitamina B6 contribuye:
A la síntesis normal de la cisteína.
Al metabolismo energético normal.
Al funcionamiento normal del sistema nervioso.
Al metabolismo normal de la homocisteína.
Al metabolismo normal de las proteínas y del glucógeno.
A la función psicológica normal.
A la formación normal de glóbulos rojos.
Al funcionamiento normal del sistema inmunitario.
A disminuir el cansancio y la fatiga.
A regular la actividad hormonal.

*según el REGLAMENTO (UE) N o 432/2012 DE LA COMISIÓN de 16 de mayo de 2012

TRIPTÓFANO PLUS
CON ASHWAGANDHA + RHODIOLA Y MAGNESIO

COMPRIMIDOS

PROPIEDADES

El trabajo, la familia, la casa, la vida social... ¡y los imprevistos! En el día a día se suman muchas situaciones de tensión que fácilmente pueden **sobrepasarnos.** El TRIPTÓFANO PLUS cuenta con una **combinación ideal de ingredientes** que **aumentan nuestra resistencia al estrés** y disminuyen, así, su impacto negativo sobre nuestro bienestar. ¿Cómo? Gracias al Triptófano, a los ingredientes adaptógenos y al extra de vitalidad que aporta el magnesio, este suplemento ayuda a **mantener la calma y la energía** en los momentos más complicados.

INDICACIONES

Apropiado para aquellas personas que tienen un **ritmo de vida frenético** o que están viviendo una **temporada problemática y/o muy ajetreada,** ya que la Ashwagandha y la Rhodiola **permiten al cuerpo amoldarse ante momentos de tensión y gestionarlos lo mejor posible.** A la vez, este complemento alimenticio contribuye al **bienestar emocional** gracias al triptófano, un aminoácido esencial directamente involucrado en la síntesis de serotonina, conocida como "la hormona de la felicidad".

PRESENTACIÓN

Bote de 60 comprimidos **CN 211594.1**

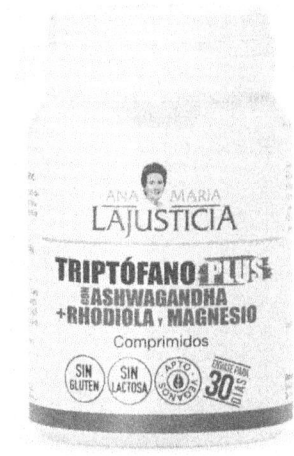

Las mujeres embarazadas y en periodo de lactancia deben consultar con su profesional de la salud antes de tomar cualquier complemento alimenticio. No debe ser consumido por mujeres embarazadas ni por aquellas personas que estén siendo tratadas con antidepresivos o que padezcan insuficiencia renal. No superar la dosis diaria recomendada.

TRIPTÓFANO
CON MAGNESIO + VITAMINA B6

COMPRIMIDOS

PROPIEDADES

El Triptófano con Magnesio y vitamina B6 actúa como **precursor de la "hormona de la felicidad"**, ayudando a mejorar el estado de ánimo y la concentración, así como a reducir el cansancio y la ansiedad.

INDICACIONES

Recomendado en épocas "en que nos sentimos superados" por las tareas del día a día; en puntas de **estrés, cansancio, decaimiento y/o apatía.** También en épocas de exámenes por falta de concentración o bien en dietas de adelgazamiento, ya que contribuye a reducir la **ansiedad** y, por tanto, el deseo de picar entre horas.

PRESENTACIÓN

Bote de 60 comprimidos **CN 180464.8**

No debe ser consumido por mujeres embarazadas, ni por aquellas personas que estén siendo tratadas con antidepresivos o que padezcan insuficiencia renal.

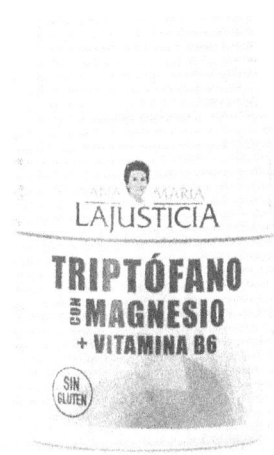

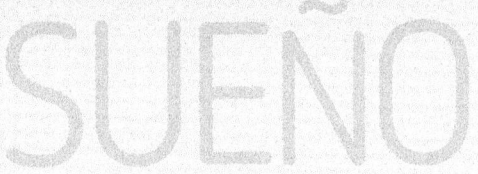

SUEÑO

¿Sueñas con dormir bien? Nuestro ritmo de vida actual nos lleva, en muchas ocasiones, a situaciones de estrés, ansiedad e insomnio.

La línea *Sueño* de Ana Maria Lajusticia® incluye aquellos productos cuyos principios activos constituyen una alternativa a los tratamientos tradicionales para las alteraciones del sueño.

El **triptófano** actúa como precursor de la serotonina, un neurotransmisor implicado en la **regulación del estado anímico y el descanso nocturno**, por lo que un aporte óptimo de este aminoácido está relacionado con el buen funcionamiento de nuestro **sistema nervioso**.

Además, también **participa en la formación de la melatonina**, la hormona que **induce y mejora la calidad del sueño**.

Por otro lado, la **pasiflora** es una aliada en periodos de ansiedad y tensión porque, además de contribuir a la **relajación**, ayuda a mantener un **sueño normal**. Perfecta en combinación con la **gaba** para unas buenas noches y unos días aún mejores.

PROPIEDADES SALUDABLES DEL MAGNESIO*
El magnesio contribuye:
A disminuir el cansancio y la fatiga.
Al equilibrio electrolítico.
Al metabolismo energético normal.
Al funcionamiento normal del sistema nervioso.
Al funcionamiento normal de los músculos.
A la síntesis proteica normal.
A la función psicológica normal.
Al mantenimiento de los huesos en condiciones normales.
Al mantenimiento de los dientes en condiciones normales.
Al proceso de división celular.

PROPIEDADES SALUDABLES DE LA VITAMINA B6*
La vitamina B6 contribuye:
A la síntesis normal de la cisteína.
Al metabolismo energético normal.
Al funcionamiento normal del sistema nervioso.

Al metabolismo normal de la homocisteína.
Al metabolismo normal de las proteínas y del glucógeno.
A la función psicológica normal.
A la formación normal de glóbulos rojos.
Al funcionamiento normal del sistema inmunitario.
A disminuir el cansancio y la fatiga.
A regular la actividad hormonal.

PROPIEDADES SALUDABLES DE LA MELATONINA*
La melatonina contribuye:
A disminuir el tiempo necesario para conciliar el sueño.
A aliviar la sensación subjetiva de desfase horario (jet lag).

PROPIEDADES SALUDABLES DE LA PASIFLORA*
La pasiflora:
Contribuye a la relajación.
Ayuda a mantener un sueño normal.
Colabora en periodos de ansiedad y tensión mental y nerviosa.

*según el REGLAMENTO (UE) N o 432/2012 DE LA COMISIÓN de 16 de mayo de 2012

TRIPTÓFANO
CON GABA + PASIFLORA Y MAGNESIO

COMPRIMIDOS

PROPIEDADES

Triptófano con Gaba + Pasiflora y Magnesio de Ana Maria Lajusticia® ayuda a rebajar la estimulación del Sistema Nervioso Central, aporta relajación y facilita el **mantenimiento del sueño durante toda la noche.**

El triptófano es un aminoácido esencial que participa en la síntesis de **serotonina y melatonina**. La **pasiflora** es una aliada en periodos de ansiedad, tensión e insomnio, que resulta perfecta combinada con la **Gaba** para un buen reposo. Y en cuanto al **magnesio,** ayuda a disminuir la ansiedad y la fatiga tanto física como mental, aportando aún más vitalidad durante todo el día.

INDICACIONES

Indicado para personas con tendencia a **despertarse en mitad de la noche** y para temporadas de mayor estrés o ansiedad, que dificultan el descanso nocturno. El Triptófano con Gaba + Pasiflora y Magnesio ayuda a reducir el nerviosismo, favoreciendo la **conciliación del sueño y su calidad.**

PRESENTACIÓN

Bote de 60 comprimidos **CN 209910.4**

No debe ser consumido por mujeres embarazadas, ni por aquellas personas que estén siendo tratadas con antidepresivos o que padezcan insuficiencia renal.
Las mujeres embarazadas y en periodo de lactancia deben consultar con su profesional de la salud antes de tomar cualquier complemento alimenticio.

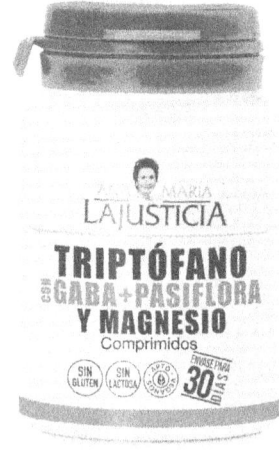

TRIPTÓFANO CON MELATONINA
+ MAGNESIO Y VITAMINA B6

COMPRIMIDOS

PROPIEDADES

Complemento alimenticio que contribuye a regular **los ciclos circadianos y a facilitar la conciliación del sueño.** Se trata de una combinación de nutrientes ideal para el descanso, pues ayuda a relajar cuerpo y mente cuando llega la noche.

INDICACIONES

Indicado en situaciones de **insomnio, desfase horario (jet lag),** irritabilidad y cansancio. También indicado para personas que quieran una alternativa a un medicamento para conciliar el sueño.

PRESENTACIÓN

Bote de 60 comprimidos **CN 186782.7**

No debe ser consumido por mujeres embarazadas, ni por aquellas personas que estén siendo tratadas con antidepresivos o que padezcan insuficiencia renal.

Debe realizarse un descanso de al menos (1) mes, a cada (3) meses de toma continuada.

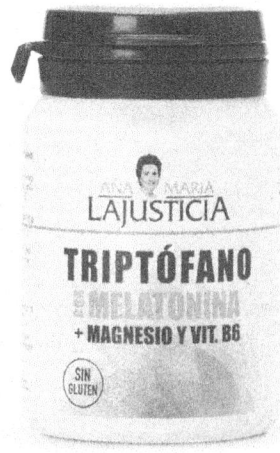

RELAJACIÓN MUSCULAR

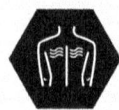

El **magnesio** es uno de los 20 minerales presentes en el cuerpo humano y participa en multitud de procesos internos de nuestro organismo, entre ellos: el metabolismo energético, la síntesis proteica, la síntesis y degradación de ácidos grasos, la contracción y relajación muscular, la homeóstasis de los huesos, las reacciones hormonales y el funcionamiento del sistema nervioso.

En estados carentes de magnesio las manifestaciones clínicas más frecuentes son los **problemas musculares (calambres, tics y contracturas), así como cansancio y/o un estado de tensión e inquietud.**

Los complementos de la línea **Relajación Muscular** de Ana Maria Lajusticia® aportan la cantidad diaria recomendada de este mineral, favoreciendo su concentración óptima en sangre y, con ello, el beneficio íntegro de las propiedades saludables del magnesio*.

PROPIEDADES SALUDABLES DEL MAGNESIO*
El magnesio contribuye:
A disminuir el cansancio y la fatiga.
Al equilibrio electrolítico.
Al metabolismo energético normal.
Al funcionamiento normal del sistema nervioso.
Al funcionamiento normal de los músculos.
A la síntesis proteica normal.
A la función psicológica normal.
Al mantenimiento de los huesos en condiciones normales.
Al mantenimiento de los dientes en condiciones normales.
Al proceso de división celular.

*según el REGLAMENTO (UE) N o 432/2012 DE LA COMISIÓN de 16 de mayo de 2012

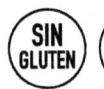

MAGNESIO TOTAL® 5

COMPRIMIDOS

INDICACIONES

Conjunto de 5 fuentes de Magnesio, entre ellas **citrato de magnesio y bisglicinato de magnesio,** lo que le confiere una alta biodisponibilidad y mejor absorción. Esta combinación hace que sea el producto ideal para el aporte diario necesario en **estados carentes de Magnesio** (deportistas, vejez, embarazo, malabsorción intestinal, dietas de adelgazamiento o en aparición de calambres, tics y contracturas) y para un buen funcionamiento del sistema osteo y neuromuscular.
La ingesta adecuada de magnesio **evita problemas musculares y facilita la relajación muscular.**

PRESENTACIÓN

Bote de 100 comprimidos **CN 189319.2**

MAGNESIO TOTAL® 5 CON HARPAGO

COMPRIMIDOS

INDICACIONES

Extracto seco de harpagofito y 5 fuentes de Magnesio, entre ellas citrato de magnesio y bisglicinato de magnesio, que presentan una elevada biodisponibilidad y absorción. Esta combinación hace que sea el producto **ideal para aquellas personas que necesitan un refuerzo de Magnesio y fortalecer el sistema locomotor.**
Ayuda a mantener la salud de las articulaciones, a una buena movilidad y a reducir la inflamación y las molestias causadas por el sobreesfuerzo, la artrosis o el estrés.
Además, contribuye eficazmente a la relajación muscular, a reducir el cansancio y la fatiga física y mental, al mantenimiento de los tejidos, a facilitar la digestión, al metabolismo energético normal y al funcionamiento del sistema nervioso, inmunitario y locomotor.

PRESENTACIÓN

Bote de 70 comprimidos **CN 206182.8**

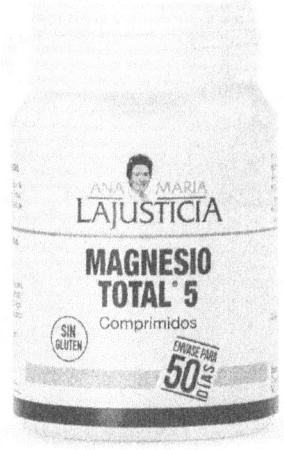

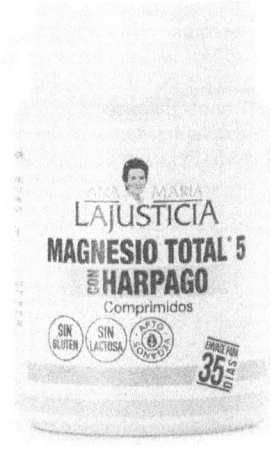

ACEITE DE MAGNESIO

SOLUCIÓN TÓPICA

INDICACIONES

La aplicación de magnesio **directamente sobre la piel,** supone una acción directa y eficaz de este mineral en la zona afectada: contribuye a aliviar los **dolores articulares y reumatismos, la rigidez muscular y problemas circulatorios.** Además, es ideal para **preparar músculos, articulaciones y ligamentos** antes de la actividad física y ayuda a la relajación y a reducir el cansancio la fatiga muscular después de dicha actividad. En casos de lesiones ya existentes, contribuye a la recuperación y alivia el dolor.
También es eficaz en el tratamiento del espolón calcáneo.

PRESENTACIÓN

Envase de 150 ml (con dosificador en spray aparte)
CN 197654.3

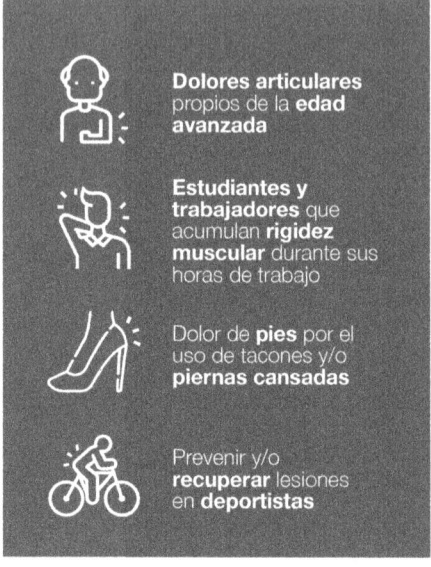

 Tolerancia testada bajo control dermatológico y fisioterapéutico.
Uso tópico. No aplicar en la cara, heridas, mucosas y piel irritada o sensible. No ingerir. Lavarse las manos después de su aplicación. Mantener fuera del alcance de los niños. No usar en menores de 12 años. En caso de intoxicación o de ingestión accidental, llamar al Servicio Médico de Información Toxicológica, telf: 91 562 04 20.

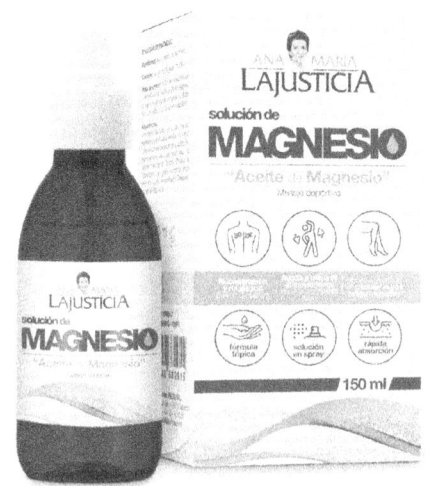

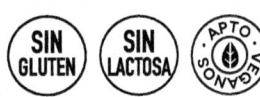

CLORURO
DE MAGNESIO

COMPRIMIDOS Y CRISTALIZADO

INDICACIONES

Se recomienda para suplementar las dietas pobres en este elemento, para la salud del esqueleto y de la musculatura (calambres, tics, contracturas) y especialmente recomendado para población con **carencia de magnesio y estreñimiento** crónico y ocasional. Ideal para baños de magnesio.

PRESENTACIÓN

Bote de 147 comprimidos **CN 179649.3**
Bote de 400 g **CN 179654.7**

Asegúrese que el envase queda bien cerrado y en un lugar fresco y seco, para evitar que el producto cambie su aspecto (a líquido o apelmazado). Si esto ocurre, las características organolépticas y terapéuticas del producto siguen siendo las mismas.

No indicado para personas con acidez de estómago, reflujo, etc. En estos casos, se recomienda tomar el Carbonato de Magnesio.

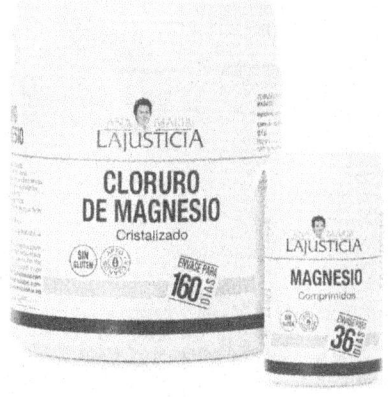

CARBONATO
DE MAGNESIO

POLVO Y COMPRIMIDOS

INDICACIONES

Se recomienda para **contrarrestar la acidez,** en el tratamiento de la hernia de Hiato y en molestias digestivas durante el embarazo.
También está indicado en casos de mayor riesgo de déficit de magnesio (embarazo, lactancia, pubertad, ansiedad, etc.), para suplementar las dietas pobres en este elemento, para la salud del esqueleto y de la musculatura (calambres, tics, contracturas) y especialmente recomendado para población con **carencia de magnesio y sensibilidad digestiva.**

PRESENTACIÓN

Bote de 75 comprimidos **CN 179651.6**
Bote de 130 g **CN 197405.1**

Si no se tiene acidez, se recomienda tomar con zumos de limón, naranja, yogur o cualquier alimento ácido.

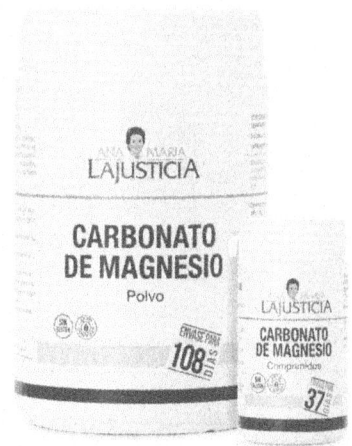

MAG-MAST®

COMPRIMIDOS MASTICABLES

INDICACIONES

Antiácido natural recomendado en casos de **acidez gástrica,** en el tratamiento de la Hernia de Hiato y en molestias digestivas en general. En un práctico **formato bolsillo.**

PRESENTACIÓN

Dispensador de 36 comprimidos **CN 179656.1**

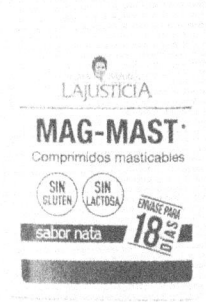

Indicado para personas que buscan un formato fácil de llevar, gracias al formato "bolsillo" y con agradable sabor a nata para contrarrestar el sabor del reflujo.

MAGNESIO TOTAL®
sabor limón

LÍQUIDO

INDICACIONES

Conjunto de 4 fuentes de Magnesio en formato bebible ya diluido. El **carbonato de magnesio** es una sal inorgánica con una biodisponibilidad media que también mejora la acidez gástrica. El **hidróxido de magnesio** es un compuesto con una muy alta concentración de magnesio puro y una biodisponibilidad media. El **glicerofosfato y el lactato de magnesio** son compuestos con una biodisponibilidad alta sin efecto laxante.

PRESENTACIÓN

Frasco de 200 ml **CN 184740.9**

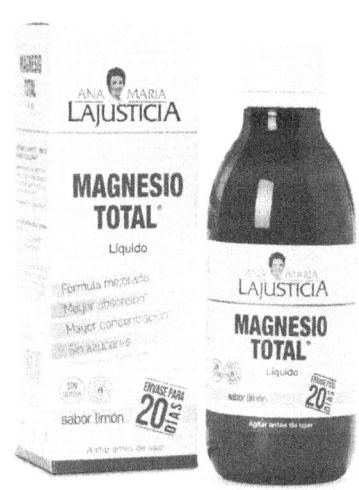

CARDIOPROTECTOR

Las **enfermedades cardiovasculares** figuran entre las principales causas de muerte en adultos en todo el mundo. Seguir una alimentación saludable y equilibrada es un **factor de prevención clave.**

Los complemento de la línea **Cardioprotector** de Ana Maria Lajusticia® aportan al organismo los nutrientes necesarios para mantener el corazón y los vasos sanguíneos sanos, favoreciendo la **flexibilidad de las arterias y la disolución de las grasas.**

PROPIEDADES SALUDABLES DE LA VITAMINA A*:
La Vitamina A contribuye:
Al mantenimiento de las mucosas en condiciones normales.
Al mantenimiento de la piel en condiciones normales.
Al mantenimiento de la visión en condiciones normales.
Al funcionamiento normal del sistema inmunitario.
Al proceso de diferenciación celular.
Al metabolismo normal del hierro.

PROPIEDADES SALUDABLES DE LA VITAMINA D*:
La Vitamina D contribuye:
A la absorción y utilización normal del calcio y el fósforo.
Al mantenimiento de niveles normales de calcio en sangre.
Al mantenimiento de los huesos en condiciones normales.
Al funcionamiento normal de los músculos.
Al mantenimiento de los dientes en condiciones normales.
Al funcionamiento normal del sistema inmunitario.
Al proceso de división celular.

PROPIEDADES SALUDABLES DE LA VITAMINA E*:
La vitamina E contribuye a la protección de las células frente al daño oxidativo.

*según el REGLAMENTO (UE) N o 432/2012 DE LA COMISIÓN de 16 de mayo de 2012

LECITINA DE SOJA

PERLAS Y GRANULADA

PROPIEDADES

La lecitina es un fosfolípido que da flexibilidad a las membranas de todos los seres vivos y, también, es la molécula que esterifica el colesterol y lo conduce hacia el hígado, **reduciendo** así **los niveles de colesterol.**
Además es emulsionante de las grasas, favoreciendo su digestión y su dispersión en la sangre, evitando la formación de ateromas e incluso disolviendo los ya existentes.
La lecitina aporta fósforo y colina. La **colina,** entre otras funciones, es precursora de neurotransmisores involucrados en funciones cognitivas, como por ejemplo, la **memoria.**

INDICACIONES

Personas con arteriosclerosis y mala circulación arterial. Personas con problemas hepáticos y de la vesícula biliar. Estudiantes y todos los que realizan trabajo intelectual.
En resumen, indicado para personas que siguen **dietas reductoras de colesterol** y como alimento para **mejorar la memoria.**

PRESENTACIÓN

Bote de 450 g **CN 197828.8**
Bote de 90 perlas **CN 183515.4**
Bote de 300 perlas **CN 183516.1**

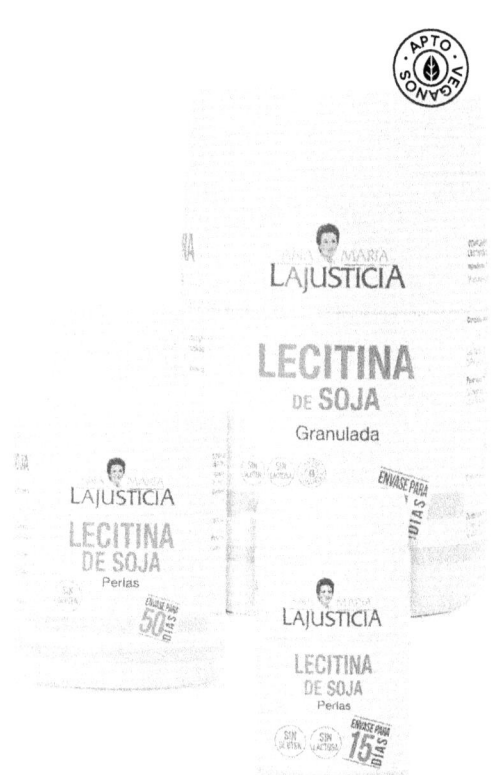

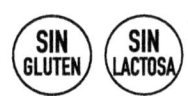

ACEITE DE HÍGADO DE BACALAO

PERLAS

PROPIEDADES

El aceite de hígado de bacalao es un suplemento de **vitamina D, A y ácidos grasos omega-3**, especialmente **EPA** y **DHA**. Los ácidos eicosapentaenoico (EPA) y docosahexaenoico (DHA) contribuyen al **funcionamiento normal del corazón**. La vitamina D contribuye a la absorción y utilización normal del calcio y el fósforo, que favorecen la **regeneración de tejido óseo**.

INDICACIONES

Indicado para el control del colesterol y placas de ateroma. Estados de raquitismo, ceguera nocturna y cataratas.
Problemas en la piel y toda clase de mucosas (garganta, pulmones, tracto digestivo, vejiga, etc.).
Esencial para el crecimiento y mantenimiento de los huesos, principalmente en casos de riesgo de osteoporosis. Controla y regula las menstruaciones abundantes.
Se recomienda en invierno cuando la producción de vitamina D a través del sol es menor.

PRESENTACIÓN

Bote de 90 perlas **CN 189320.8**

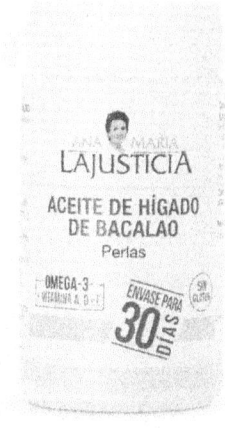

MUJER

Los complementos alimenticios de la línea **Mujer** de Ana Maria Lajusticia® son ideales para **equilibrar los cambios hormonales** más frecuentes en la mujer y **amenizar sus síntomas** (por ejemplo, en la menopausia), **fortalecer las defensas, suplementar déficits de minerales** (como en casos de anemia) y **favorecer el bienestar general desde la adolescencia hasta la edad adulta avanzada** (dolor premenstrual, retención de líquidos y dietas de adelgazamiento).

PROPIEDADES SALUDABLES DE LA VITAMINA E*:
La vitamina E contribuye a la protección de las células frente al daño oxidativo.

*según el REGLAMENTO (UE) N o 432/2012 DE LA COMISIÓN de 16 de mayo de 2012

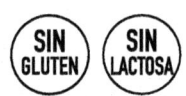

ISOFLAVONAS
MAGNESIO + VITAMINA E

CÁPSULAS

PROPIEDADES

Las isoflavonas son un conjunto de sustancias de origen vegetal a las que se les atribuye **similitudes funcionales a los estrógenos,** por lo que son aconsejables en la menopausia. En algunos casos, el fin de la función menstrual puede influir en el deterioro de los tejidos, incluidos los del esqueleto. El magnesio contribuye a detener ese deterioro y la vitamina E, por su efecto antioxidante y antienvejecimiento, ayuda a mantener la elasticidad de las arterias y favorece la circulación.

INDICACIONES

Trastornos asociados a la **menopausia:** prevención de la osteoporosis, sofocos, sudoración excesiva, ansiedad, piel seca, cambios de humor, etc.

PRESENTACIÓN

Bote de 30 cápsulas **CN 183892.6**

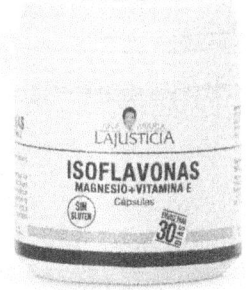

ACEITE DE ONAGRA + VITAMINA E

PERLAS

PROPIEDADES

El aceite de onagra se extrae de las semillas de la planta Oenothera, comúnmente llamada onagra. Esta planta originaria de América del Norte, forma unas semillas ricas en ácidos grasos esenciales. Este aceite presenta un **acción antitrombótica,** que favorece al alivio de problemas circulatorios (varices, piernas cansadas, entre otros). También actúa como **antiinflamatorio** y **regulador hormonal,** siendo un complemento ideal para aliviar los síntomas del Síndrome Premenstrual (dolor, hinchazón, mastalgia, etc.). La vitamina E contribuye a la protección de las células frente al daño oxidativo.

INDICACIONES

En problemas asociados con la menopausia y **dolores menstruales.**
También en **problemas circulatorios,** tromboflebitis y mantenimiento en buen estado de los tejidos en general.

PRESENTACIÓN

Bote de 275 perlas **CN 185628.9**
Bote de 80 perlas **CN 207528.3**

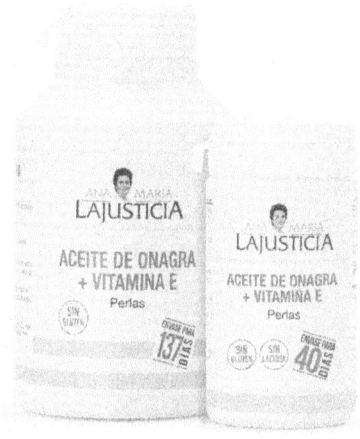

COMPLEMENTO ALIMENTICIO A BASE DE MIEL Y HIERRO

MIEL

PROPIEDADES

Complemento alimenticio a base de **miel fresca de romero enriquecida con hierro,** mineral imprescindible para la formación de la hemoglobina y de enzimas. Las necesidades de hierro varían según el género, siendo mayor en las mujeres, debido a la menstruación.
La miel fresca de romero además contiene vitaminas del grupo B, que **potencian la absorción del hierro.** El formato miel mejora el sabor y proporciona una alternativa más efectiva respecto a los suplementos más tradicionales para el tratamiento de la anemia.

INDICACIONES

Estados carentes de hierro (anemia ferropénica), en el crecimiento, embarazo y posparto.
Personas que siguen una dieta vegetariana y baja en calorías o practican deporte.

PRESENTACIÓN

Bote de 135 g **CN 192370.7**

Cerrar el bote herméticamente y conservar en un lugar fresco y seco.

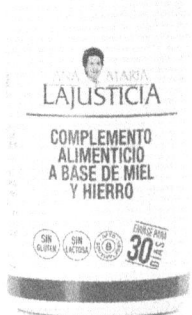

ALGAS · sabor limón

COMPRIMIDOS

PROPIEDADES

Tiene un papel importante en la eliminación de líquidos y en el peristaltismo intestinal. Además, es un complemento alimenticio rico en **oligoelementos, sales minerales** (yodo, potasio, bromo, cloro, calcio, hierro, sílice), **vitaminas y provitaminas A y D.** El yodo es indispensable para la formación de las hormonas tiroideas T3 y T4, que intervienen en la combustión de los hidratos de carbono y las grasas. Su carencia conduce al bocio y a trastornos de la tiroides. También tiene un papel importante en la eliminación de líquidos y en el peristaltismo intestinal. Complementa eficazmente las dietas pobres en pescado.

INDICACIONES

Estados carentes de iodo y oligoelementos.
Personas que quieran **mejorar su peso y grasa corporal.** También para mejorar la **celulitis,** ya que mejora la retención de agua, es **depurativo y diurético.**
Indicado especialmente para personas con hipotiroidismo no medicado o personas que son sedentarias y tienen un metabolismo basal bajo.

PRESENTACIÓN

Bote de 104 comprimidos **CN 197234.7**

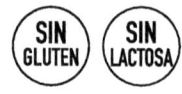
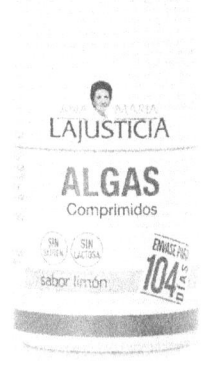

DEFENSAS Y ENERGÍA

La sociedad actual en la que vivimos nos pide dar lo mejor de nosotros mismos las 24 horas del día. Los complementos de la línea **Defensas y Energía** de Ana Maria Lajusticia® están recomendados para **fortalecer el organismo** en general, **revitalizar el cuerpo y la mente, y reforzar el sistema inmunológico.**

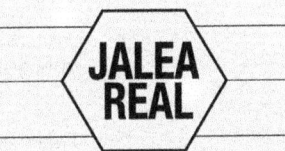

ÁCIDOS GRASOS: CONTIENE HDA* PRESENTE ÚNICAMENTE EN LA JALEA REAL
PROTEÍNAS: RICA EN AMINOÁCIDOS ESENCIALES
MINERALES: HIERRO, CALCIO, SODIO, ZINC, ETC.

HIDRATOS DE CARBONO SIMPLES
AGUA, HORMONAS, ACETILCOLINA, ETC.
VITAMINAS DEL GRUPO **B, A, C, D Y E**

INDICACIONES

Episodios de **cansancio, fatiga o astenia primaveral. Periodos con cambios de temperatura o en personas con tendencia a resfriarse:** se estimula la producción de anticuerpos y, además, el HDA* contenido en la jalea real tiene una actividad antibiótica, fungicida y antiviral. **Épocas de exámenes o en personas que realizan trabajo intelectual:** mejora el rendimiento físico y mental gracias a la acetilcolina, neurotransmisor que mejora la memoria y el aprendizaje. **Situaciones de posibles carencias nutricionales:** actúa de refuerzo debido a su gran valor nutricional.

PROPIEDADES SALUDABLES DEL MAGNESIO**
El magnesio contribuye:
A disminuir el cansancio y la fatiga.
Al equilibrio electrolítico.
Al metabolismo energético normal.
Al funcionamiento normal del sistema nervioso.
Al funcionamiento normal de los músculos.
A la síntesis proteica normal.
A la función psicológica normal.
Al mantenimiento de los huesos en condiciones normales.
Al mantenimiento de los dientes en condiciones normales.
Al proceso de división celular.

PROPIEDADES SALUDABLES DE LA VITAMINA C**
La vitamina C contribuye:
A la formación normal de proteínas, entre ellas el Colágeno, para el funcionamiento normal de los cartílagos, vasos sanguíneos, huesos, encías, piel y dientes.
Al metabolismo energético normal.
Al funcionamiento normal del sistema nervioso.
A la función psicológica normal.
Al funcionamiento normal del sistema inmunitario.
A la protección de las células frente al daño oxidativo.
A disminuir el cansancio y la fatiga.
A regenerar la forma reducida de la vitamina E.
A mejorar la absorción del hierro.

*HDA: ácido 10-hidroxidecanoico
**según el REGLAMENTO (UE) N o 432/2012 DE LA COMISIÓN de 16 de mayo de 2012

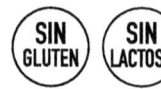

EQUINÁCEA
CON MAGNESIO

CÁPSULAS VEGETALES

PROPIEDADES

La Equinácea con Magnesio contribuye al correcto funcionamiento del **sistema inmunitario,** a la vez que aporta un **plus de vitalidad** que marca la diferencia.

INDICACIONES

Ante los primeros síntomas del resfriado, en épocas de cambio de estación/estrés o, sencillamente, para ayudar al normal funcionamiento del sistema inmunitario (algo que puede hacerse periódicamente).
Dirigida a todas aquellas personas que busquen ayudar a sus defensas (excepto embarazadas, mujeres en periodo de lactancia o personas con enfermedades inmunitarias).

PRESENTACIÓN

Bote de 70 cápsulas **CN 207913.7**

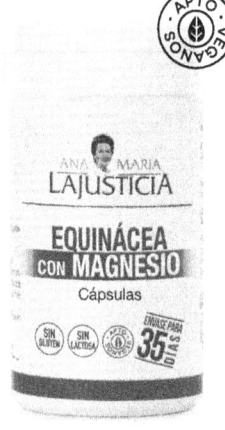

COMPLEMENTO ALIMENTICIO A BASE DE MIEL Y JALEA REAL

MIEL

PROPIEDADES

La Jalea Real es rica en vitaminas del grupo B, hierro, fósforo y calcio, de vital importancia en los procesos metabólicos y para el correcto equilibrio del organismo. Tiene un papel destacado en la estructura de los huesos, cartílagos y tejido conjuntivo.
Contiene 1,7% de ácido hidroxidecanoico (HDA), único de la Jalea Real, lo que le confiere **propiedades protectoras y defensivas** del organismo. Es revitalizante y tónico general.
Aporta miel fresca de romero, con **propiedades balsámicas, antisépticas y expectorantes.**

PRESENTACIÓN

Bote de 135 g **CN 197237.8**

*VRN: valores de referencia de nutrientes.

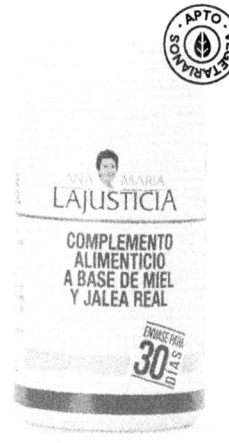

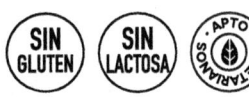

JALEA REAL
CON MAGNESIO

CÁPSULAS VEGETALES

PROPIEDADES

Jalea Real con Magnesio de Ana Maria Lajusticia® proporciona la **energía y vitalidad** necesarias para el día a día, reduce el estrés y mejora el **estado de ánimo**. Es estimulante, revitalizante y aumenta el **rendimiento físico e intelectual.** Gracias al aporte adicional de Magnesio contribuye a disminuir el **cansancio** y la **fatiga,** al funcionamiento normal del **sistema nervioso** y al mantenimiento de los **huesos, músculos y dientes** en condiciones normales.

PRESENTACIÓN

Bote de 60 cápsulas **CN 197829.5**

JALEA REAL
CON VITAMINA C

CÁPSULAS VEGETALES

PROPIEDADES

Combate el **cansancio,** el **decaimiento** y la **falta de energía** con la Jalea Real y revitaliza tu **sistema inmunológico** con el aporte adicional de Vitamina C, ya que es antimicrobiana. **Jalea Real con Vitamina C** de Ana Maria Lajusticia® es el compuesto ideal para el funcionamiento normal del sistema inmunitario. Actúa como **reconstituyente,** combate la **astenia estacional** y disminuye el cansancio y la fatiga, entre otros.

PRESENTACIÓN

Bote de 60 cápsulas **CN 200024.7**

*VRN: valores de referencia de nutrientes.

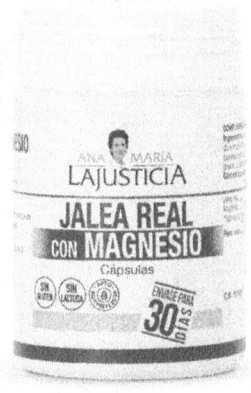

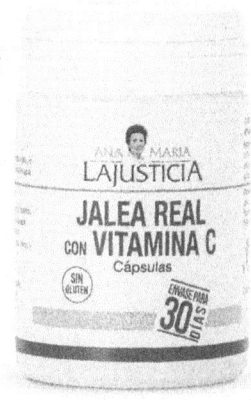

JALEA REAL
LIOFILIZADA

CÁPSULAS VEGETALES

PROPIEDADES

La Jalea Real es rica en vitaminas del grupo B, hierro, fósforo y calcio, de vital importancia en los procesos metabólicos y para el correcto equilibrio del organismo. Tiene un papel destacado en la estructura de los huesos, cartílagos y tejido conjuntivo. Contiene ácido hidroxidecanoico (HDA), único de la Jalea Real, lo que le confiere **propiedades protectoras y defensivas** del organismo. Es revitalizante y tónico general.
Al someter la Jalea Real a un proceso de liofilización, se consigue un prodcuto t**res veces más concentrado que la jalea real fresca,** con un **4% de HDA.**

PRESENTACIÓN

Bote de 60 cápsulas **CN 197973.5**

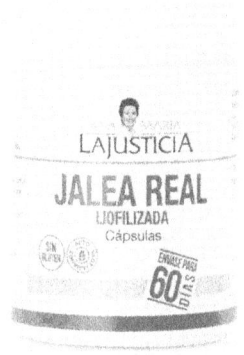

GINSENG
CON JALEA REAL

CÁPSULAS VEGETALES

PROPIEDADES

El Ginseng con Jalea Real, por su riqueza en vitaminas del grupo B (B1, B2, B3 y B6), es estimulante y tónico en general. Una combinación perfecta de nutrientes con múltiples propiedades beneficiosas que ayudan a complementar la dieta.

PRESENTACIÓN

Bote de 60 cápsulas **CN 197235.4**

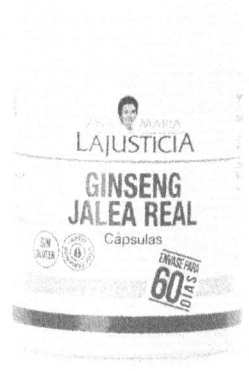

VITAMINAS

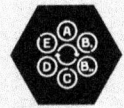

Los complementos de la línea *Vitaminas* de Ana Maria Lajusticia® son ideales para **mantener un ritmo de vida saludable,** reforzar el sistema inmunológico, tonificar el sistema nervioso, mejorar el estado de la piel y mucosas, prevenir el deterioro cognitivo, favorecer la concentración, incrementar la tolerancia al estrés, complementar dietas vegetarianas o veganas y **compensar cualquier déficit nutritivo de la manera más natural.**

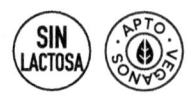

LEVADURA DE CERVEZA

COMPRIMIDOS

PROPIEDADES

Una de las fuentes más ricas en **vitaminas del grupo B** y en proteínas de alto valor biológico. Contiene aminoácidos esenciales, indispensables para la vida humana y necesarios para la producción de los glóbulos rojos y blancos. Además de contener fibra, minerales y probióticos.

INDICACIONES

Depurativo de la sangre. Al ser rica en fibra, ayuda a **prevenir el estreñimiento** y la digestión y participa en la **reconstrucción de la flora intestinal.** Indicado durante el crecimiento, en la tercera edad, estados de **agotamiento,** físico y psíquico, y en los **problemas de la piel y mucosas.** Embarazo, convalecencia, estados de ansiedad, anemias, etc. **Complemento para las dietas vegetarianas** y las carentes en vitamina B y E. También para deportistas por su fuente natural de energía.

PRESENTACIÓN

Levadura de cerveza:
Bote de 80 comprimidos **CN 197238.5**
Bote de 280 comprimidos **CN 197239.2**

**Levadura de cerveza
con germen de trigo y tiamina:**
bote de 80 comprimidos **CN 192020.1**

*VRN: valores de referencia de nutrientes.

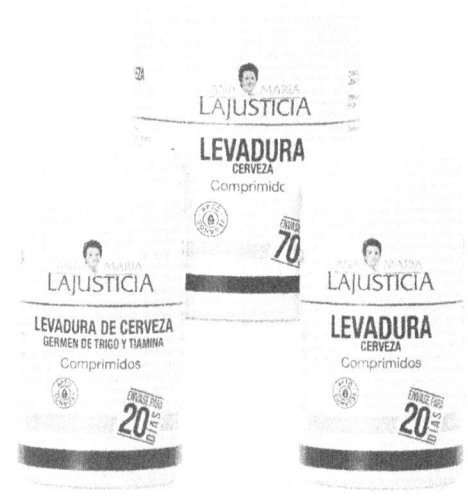

ESPIRULINA

COMPRIMIDOS

PROPIEDADES

La espirulina es un alimento **rico en vitaminas, minerales y proteínas** de alto valor biológico.
La clorofila también tiene **propiedades de desintoxicación,** uniéndose a las toxinas y a los metales pesados, eliminándolos del organismo.

INDICACIONES

Por su elevada proporción en minerales, proteínas y vitaminas, constituye un suplemento alimenticio para deportistas, ancianos, niños, etc.
Favorece la acción peristáltica **aliviando el estreñimiento** y normalizando la secreción de ácidos digestivos, apaciguando así el tracto digestivo (clorofila).
Recomendado para personas que siguen una **dieta vegetariana y baja en calorías.**

PRESENTACIÓN

Bote de 160 comprimidos **CN 198319.0**

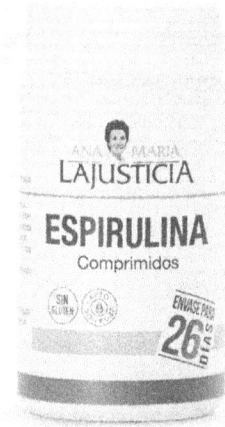

Distribuciones Feliu, SL
C/ Nau Santa Maria,1 Bajos
08017 Barcelona (España)
www.anamarialajusticia.com
www.amlsport.com

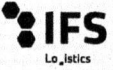